Aggression in der Pflege

Von Nico E. Oud und Gernot Walter

Aggression in der Pflege
Von Nico E. Oud und Gernot Walter

© 2009 Verlag ibicura

ISBN   978-3-9810873-9-0

Satz: Stilus Grafik, Mönchengladbach
Druck und Verarbeitung: Ipoly; Kirchseeon, Komarno

Inhaltsverzeichnis

Einleitung

Beim Thema Aggression und Gewalt gegen Beschäftigte im Gesundheitswesen denkt man vor allem an den Bereich der Psychiatrie. In den letzten Jahren wurde allerdings deutlich, dass die Aggression gegen Beschäftigte im Gesundheitswesen nur die Spitze des Eisbergs eines viel breiteren Problems darstellt. Arbeitskräfte aus anderen medizinischen Bereichen, Beschäftigte am Infoschalter oder am Tresen, Polizisten, Gewerbetreibende, Fahrer und Kontrolleure in Verkehrsmitteln, Haushaltshilfen, Stewardessen, Personal in Ambulanzen und in der Medizinischen Notfallversorgung, Lehrer und Mitarbeiter/innen bei der Wiedereingliederung in den Arbeitsprozess: Sie alle können Opfer der Aggression durch Patienten, durch Betreute bzw. durch Kunden werden. Viele Beschäftigte fühlen sich regelmäßig am Arbeitsplatz nicht sicher. Untersuchungen haben gezeigt, dass Gewalt auch bereits früh an den Schulen entsteht [1]. Die Europäische Agentur für Sicherheit und Gesundheitsschutz am Arbeitsplatz hat für das unterrichtende Personal im Jahr 2003 ein „Fact-Sheet" veröffentlicht, aus dem hervorgeht, dass Aggression und Gewalt an Schulen und anderen Lehreinrichtungen große Sorgen bereiten [2]. Aus einer EU-Enquête von 2000 geht hervor, dass 12 % aller Beschäftigten in Ausbildungsstätten schon einmal eine Situation der Bedrohung bzw. der Einschüchterung erlebt haben. Kurz gesagt: Aggression und Gewalt, einschließlich unerwünschter Intimitäten und sexueller Belästigung, stellen offensichtlich ein allgemeines gesellschaftliches Problem dar. Die Internationale Organisation für Arbeit (ILO), der Weltverband der Pflegeberufe (ICN), die Weltgesundheitsorganisation (WHO) und der Internationale Verband der Dienstleister (PSI) berichten in einem gemeinsamen Untersuchungsbericht über „Gewalt am Arbeitsplatz im Gesundheitswesen" (Workplace Violence in the Health Sector), dass körperliche und psychische Gewalt ein großes weltweites und Grenzen, Arbeitsplätze und Berufsgruppen überschreitendes Problem darstellt [3].

Anfang der 90er Jahre lösten zwei Untersuchungen in den Niederlanden eine tiefgehende Forschung bzgl. Aggression in der Psychiatrie und später auch in den anderen Sektoren des Gesundheitswesens aus [4]. Aggression wird dabei als ein grenzüberschreitendes Verhalten angesehen, bei dem es wichtig ist festzustellen, was vor, während und nach einem Aggressionsereignis zwischen Patienten und Pflegepersonal geschieht. In der Literatur finden sich viele Definitionen von Aggression und Gewalt, wobei Aggression sowohl positiv als auch negativ definiert wird, Gewalt jedoch immer als negativ. Außerdem hat sich gezeigt, dass in der Mehrzahl der aggressiven Übergriffe im Gesundheitswesen das Pflegepersonal (bis zu 90 %) Ziel von Aggressionen ist. Nach Meldungen des Weltverbandes der Pflegeberufe (International Council of Nurses) sind insbesondere Auszubildende, Pflegekräfte in Kliniken, Ambulanzpersonal und Pflegekräfte in der Notfallversorgung Ziel von Aggression und Gewalt [5]. Am häufigsten kommen verbale und drohende (verbal und/oder körperlich) Aggression vor. Sexuelle Belästigung wird am seltensten angegeben. In der Broschüre des niederländischen Sozialministeriums über „Sexuelle Belästigung, Aggression und Gewalt im Gesetz über Arbeitsbedingungen" wird benannt, dass mindestens eine von drei berufstätigen Frauen Probleme mit sexueller Belästigung haben oder gehabt haben [6]. Aus einer in 2000 vom niederländischen Berufsverband für Pflegeberufe (NU'91[1]) abgehaltenen Enquête wird deutlich, dass eine große Mehrheit der Pflegekräfte mit sexueller Belästigung bei der Berufsausübung zu kämpfen hat, wobei gleichzeitig unterstrichen wird, dass die Pflegekräfte vor allem von Patienten belästigt werden [7]. Das Problem geht aber nicht nur von Patienten aus, sondern auch Arbeitskollegen und Besucher können Ausgangspunkt der Aggression sein. Aggression von Angehörigen und Freunden der Patienten erzeugt hier am meisten Angst. Eine aktuelle Untersuchung von Randstad zeigt, dass zwei Drittel des Pflege- und Betreuungspersonals bei der Arbeit schon einmal Ziel von Aggression oder Belästigung wurden [9]. Einer von fünf Beschäftigten im Pflege- und Betreuungsdienst hat bei der Arbeit schon einmal Angst gehabt, nach den Angaben des Christlichen Niederländischen Fachverbandes CNV[2] haben sogar fast 90 % der Pflegekräfte schon einmal Angst oder Einschüchterung erlebt [10].

---

1 NU'91 = Nieuwe Unie = Holländischer Pflegeverband)

2 CNV = Christlijke Nederlanse Vachverband = Dachverband christlicher Gewerkschaften in den Niederlanden

Aggression, Gewalt und sexuelle Belästigung am Arbeitsplatz durch Patienten, Besucher und auch Kollegen kommen regelmäßig (un-)vorhersehbar und (un-)erwartet vor. Eine Untersuchung aus Irland zeigt auf, dass die Vorfälle vorhersehbarer sind als häufig angenommen wird [8]. Aggressives Verhalten und Einschüchterungen zuzulassen, hat immer negative Auswirkungen auf den Verlauf des Vorfalls und auf die Arbeitsbeziehung zwischen den Patienten und den vor Ort tätigen Pflegekräften. Ein Eingreifen ist hier in jedem Fall erforderlich. Das Vorhandensein von Aggression anzuerkennen bedeutet jedoch nicht Aggression als unvermeidbare Tatsache hinzunehmen, an der man nichts ändern kann. In erster Linie muss allerdings anerkannt werden, dass Aggression (häufig) vorkommt und es muss wahrgenommen werden, welche Auswirkungen Aggressionsereignisse am Arbeitsplatz auf die Leistungsfähigkeit und auf das Wohlbefinden der Beschäftigten und der Patienten haben. Daher ist es erforderlich, am Arbeitsplatz eine Kultur und eine Atmosphäre zu erzeugen, in der einerseits ein solches Verhalten nicht mehr toleriert wird und andererseits therapeutisch, sicher und verantwortlich mit Aggression und Gewalt umgegangen wird.

Aggression, Gewalt und sexuelle Belästigung sind nämlich nicht nur ein Problem der einzelnen Pflegekräfte, sondern gleichzeitig auch ein besonders komplexes Problem der Pflege selbst, ein Phänomen im Pflegebereich, mit dem das Pflegepersonal konfrontiert wird. In diesem Zusammenhang muss aggressives, gewalttätiges und sexuell belästigendes Verhalten als Ziel von Interventionen im Pflegebereich betrachtet werden. Der Schwerpunkt einer solchen Intervention darf deshalb nicht nur auf das Nicht-Tolerieren oder die Vermeidung dieses Verhaltens von Patienten gerichtet sein, er muss auch der Bestimmung der zugrunde liegenden Emotionen und Ursachen (der beeinflussenden Faktoren/der Ätiologie) dieser Problematik im Pflegesektor dienen. Aggression, Gewalt und sexuelle Belästigung sind häufig Äußerungen eines breiten Spektrums von unterschwelligen Emotionen, Ängsten, Wutausbrüchen und/oder Frustrationen; deshalb kann eine Unterdrückung von grundlegenden Gefühlen der Patienten niemals den Fokus einer Intervention im Pflegebereich darstellen. Das Ausdrücken dieser unterschwelligen Emotionen, Ängste, Wutausbrüche und/oder Frustrationen ist deshalb von großer

Bedeutung für das normale menschliche Miteinander und der sozialen Beteiligung am gesellschaftlichen Leben. Diese Ausdrucksformen müssen aber nach Pieters und Gerits [32] in einem sozial akzeptablen Rahmen stattfinden, sowie auf eine Art und Weise, die konstruktiv mit der auslösenden Situation umgeht. Das Ziel von Interventionen im Pflegebereich ist dann darauf gerichtet, die Intensität, die Dauer und gegebenenfalls auch die Häufigkeit von zugrunde liegenden Emotionen, Ängsten, Wutausbrüchen und/oder Frustrationen zu beeinflussen und sozial angepasste Ausdrucksformen zu fördern bzw. erlernen zu lassen. Ausgehend von der Tatsache, dass Aggression am Arbeitsplatz als (strukturelles) Problem für das Pflegepersonal und für die Pflege selbst als gegeben anzusehen ist, werden in diesem Artikel wichtige Hinweise gegeben, wie mit Aggression professionell umgegangen werden kann.

1.   Relevanz für die Pflege

Aggression (auch potenzielle) ist einer der Faktoren, die den Pflegesektor zu einem schwierigen Berufsfeld machen und das Zunehmen von Aggression leistet einen negativen Beitrag in diesem Arbeitsbereich. Das Problem von Aggression, Gewalt und sexueller Belästigung am Arbeitsplatz wirkt sich nicht nur auf die Beziehung Pflegekräfte – Patient aus, sondern es hat auch Auswirkungen auf die Organisation und die Beziehung Pflegekräfte – Organisation. Das Bewusstsein (wissen wollen und wahrnehmen), dass hier ein Problem vorliegt, mit dem alle Betroffenen (Personal und Patienten, Frauen wie Männer) zu kämpfen haben, ist ein erster Schritt auf dem Weg zu einem sicheren therapeutischen Arbeitsklima. Glücklicherweise kommt Aggression mit sehr schweren Verletzungen nur selten vor. Die negativen Auswirkungen sind häufiger psychosoziale Beschwerden und seltener schwere körperliche Verletzungen. Leichte Verletzungen kommen aber ziemlich regelmäßig vor. Vorfälle ohne Verletzungen oder Schäden können auch schwerwiegend sein. Es geht hierbei vor allem um das Erleben der Zielperson und um die Bedeutung des Ereignisses für die angegriffene Person. Dies gilt auch, wenn man nur indirekt von einer Aggression betroffen ist, zum Beispiel als Zeuge eines aggressiven Vorfalls, wenn man gehört, gesehen oder gelesen hat, dass andere (Patienten und/oder Kollegen) das Opfer von Gewalt wurden [11]. Der Ernst des Vorfalls kann von den Beschäftigten (dem Pflegepersonal) unterschiedlich erlebt werden. Die Anhäufung von größeren und kleineren Vorfällen im Beruf trägt offensichtlich zum „Burn-Out" bei, eine Erscheinung, mit der das Gesundheitswesen in den letzten Jahren immer stärker zu kämpfen hat [12]. Aggression und Gewalt am Arbeitsplatz werden auch von der Europäischen Agentur für Sicherheit und Gesundheit am Arbeitsplatz als eine der signifikanten Ursachen für Arbeitsplatz bezogenen Stress angeführt [13].

Nur ein kleiner Teil aller Vorfälle ist unmittelbar (körperlich) sichtbar. Die meisten Vorfälle sind eher verdeckter Natur: Ein Patient bedroht/belästigt eine Pflegekraft oder die Pflegekraft hat das Gefühl, dass etwas im Busch ist bzw. etwas nicht stimmt. Allein durch solche Umstände kann sich eine Pflegekraft unsicher fühlen, selbst wenn hier unter objektiven Gesichtspunkten kein „Vorfall" vorliegt. Eine mögliche Folge kann darin bestehen, dass die Pflegekraft ihre Aufgaben nicht mehr so gut wie sonst wahrnehmen kann, oder sich sogar krank meldet und fehlt. Fehlzeiten als direkte oder indirekte Folge dieses Problems lassen sich nur schwer nachweisen, dürften aber auf ein Jahr gerechnet doch erhebliche Kosten verursachen. Die vorgenannte irische Untersuchung [8] geht hier von mehreren Millionen Euro pro Jahr aus.

Neben der finanziellen Bedeutung ist aber die eventuell beeinträchtigte professionelle Berufsausübung und das persönliche „Funktionieren" der Pflegekräfte von weit größerer Relevanz. Im Rahmen einer qualitativ verantwortlichen Patientenbetreuung ist es wichtig, dass gerade das Pflegepersonal in solchen Situationen adäquat, sicher und therapeutisch mit solch problematischen Verhaltensweisen umgehen kann. Dabei sind einerseits eine vorurteilsfreie (nicht verurteilende) Unterstützung und Begleitung des Managements und andererseits Schulung und Training von großer Bedeutung. Schulung und Training im Umgang mit Aggression, Gewalt und sexueller Belästigung am Arbeitsplatz ist für einen adäquaten, sicheren und therapeutischen Umgang mit diesem Problem ebenfalls sehr wichtig, damit diesen Erscheinungen mit einem kompetenten, professionellen Verhalten begegnet werden kann. Durch bessere Kenntnisse zum Thema Aggression und das Erlernen von körperlichen und kommunikativen Fertigkeiten nimmt das Gefühl von Sicherheit und Schutz zu. Je mehr und besser die Fachkräfte am Arbeitsplatz geschult sind, desto besser kann offensichtlich mit Aggression umgegangen werden [14]. Gemäß den vom Nationalen Zentrum für Krankenpflege und Betreuung (National Collaborating Centre for Nursing and Supportive Care) für das Nationale Institut für klinische Exzellenz (National Institute for Clinical Excellence – NICE) [15] entwickelten klinischen Richtlinien in Bezug auf die „akuten und kurzzeitigen Umgang mit gestörtem/gewalttätigem Verhalten in psychiatrischen Einrichtungen und in Notfallaufnahmen", muss das gesamte Personal so geschult sein, dass es die notwendige Kompetenz beim Umgang mit den genannten problematischen Verhaltensweisen besitzt.

Aggression, Gewalt und sexuelle Belästigung sind keine Erscheinungen, die zur Arbeitswelt gehören. Es ist von großer Bedeutung, dagegen eindeutig Stellung zu beziehen und immer kritisch einzuschätzen, was vor, während und nach dem aggressiven Zwischenfall zwischen den Patienten und den Pflegekräften vorgefallen ist. Deshalb muss vor allem präventiv gearbeitet werden, weil davon beide Seiten, die Pflegekräfte und die Patienten, profitieren. Die Zusammenarbeit wird besser und es entsteht eine für alle Beteiligten sichere und therapeutische Umgebung am Arbeitsplatz. Wenn in diesem Umfeld dennoch unerwartet Aggression, Gewalt und sexuelle Belästigung auftreten, dann ist es gut zu wissen, wie hiermit umgegangen und wie nach einem solchen Vorfall gehandelt wird. Zum Schutz der eigenen Person, der Kollegen, der Patienten und nicht zuletzt auch zum Schutz der Person, die zum Ziel des aggressiven Verhaltens geworden ist, ist ein Eingreifen oft unvermeidlich. Wenn ein Patient oder eine Pflegekraft zum „Opfer" von Aggression, Gewalt oder sexueller Belästigung geworden ist, ist es von grundlegender Bedeutung, dass er oder sie möglichst schnell „aufgefangen" wird und dass Sicherheit sowie eine therapeutische Arbeitsbeziehung wiederhergestellt werden.

Es hat sich gezeigt, dass die Berufstätigen im Gesundheitswesen in zunehmendem Ausmaß mit den Phänomenen Aggression, Gewalt und sexueller Belästigung konfrontiert werden. Es ist außerdem deutlich geworden, dass das Leugnen dieser Erscheinung dem professionellen Umgang mit diesen Verhaltensweisen nicht zuträglich ist – vor allem nicht der therapeutischen und pflegerischen Arbeit. Auch wenn man immer bemüht ist, vorbeugend zu arbeiten und Eskalationen zu vermeiden, dürfen das aktive Eingreifen und das Handhaben aggressiver Krisen nicht einfach ausgeschlossen werden. Das Pflegepersonal muss deshalb mit hinreichenden theoretischen Kenntnissen und praktischen Fertigkeiten auf dem Gebiet der Prävention, der Krisenbewältigung und der Nachsorge im Rahmen eines institutionellen Sicherheitsmangements im Umgang mit Aggression, Gewalt und sexueller Belästigung in der eigenen Einrichtung ausgestattet werden. Im folgenden Abschnitt werden in Bezug auf die Konfrontation mit Aggression am Arbeitsplatz zwei Fallbeispiele angeführt. Um mit Aggression von anderen umgehen zu können, ist es nach Engelen und Fleury [16] wichtig, auch die eigene Reaktion auf Aggression zu kennen, zu erkennen und kontrollieren zu können. Den eigenen Gefühlen, der Angst, dem Bedürfnis nach Unterstützung Ausdruck verleihen zu können, sowie sich der Denkweise, des Arbeitsstils und der persönlichen Handlungsmuster während und nach einem Gewaltereignis bewusst zu sein, kann sehr viel bewirken, individuell und für das Team. Dies kann aber zugleich auch Einsichten in mögliche Lücken und Unvollkommenheiten innerhalb eines Teams oder innerhalb einer Einrichtung vermitteln. Gute Kenntnisse der theoretischen Hintergründe der Aggression können hierbei sehr hilfreich sein.

2. Fallbeispiele

Fallbeispiel 1

Es ist 20.00 Uhr abends. Am Empfang in der Notfallaufnahme des Krankenhauses meldet sich ein Mann. Er zieht den Ärmel seines Pullovers hoch und zeigt einen Abszess, der schlimm aussieht. Dies muss behandelt werden, sagt er in drängendem Ton, denn die Wundstelle ist schmerzhaft. Die Mitarbeiterin am Empfang fragt ihn, ob er schon bei seinem Hausarzt gewesen ist. Er hat keinen Hausarzt. Eine Karte der Krankenkasse scheint er auch nicht zu haben. Sie solle sich nicht so anstellen, sagt der Mann gereizt, denn seine Jacke sei gestohlen worden und mit ihr auch sein Geld und seine Papiere. Die Mitarbeiterin bittet ihn, im Wartezimmer Platz zu nehmen. Aber der Mann setzt sich nicht hin, sondern er läuft ruhelos zwischen dem Gang und dem Wartezimmer hin und her. Nach 10 Minuten steckt er sich eine Zigarette an, obwohl in unmittelbarer Nähe ein Hinweis mit der Aufschrift „Rauchen verboten" zu sehen ist. Die Mitarbeiterin bittet ihn freundlich, die Zigarette auszumachen. Der Mann tut so, als habe er nichts gehört. Dann kommt eine Krankenschwester vorbei. Er hält sie an und sagt ihr, dass ihm geholfen werden muss und er zeigt auf seinen Abszess. Die Schwester ist in großer Eile und sagt ihm, dass er warten muss, bis er an der Reihe ist. Außerdem dürfe er hier nicht rauchen. Dann läuft sie weiter. Er ruft ihr „Blöde Zicke" nach und raucht vollends seine Zigarette. Er ist sichtlich genervt. Anschließend bequemt er sich doch in das Wartezimmer und trommelt dort mit seinen Fingern auf dem Tisch. 10 Minuten später wird ein Patient, der nach ihm eintraf, von einer Krankenschwester hereingerufen. Der Mann steht auf, gibt dem anderen Patienten einen Stoß und sagt, dass er jetzt an der Reihe sei. Die Krankenschwester ist erschreckt. Sie sagt ihm, er solle sich anständig verhalten und in Ruhe warten. Daraufhin beginnt er laut zu schimpfen und die Schwester zu bedrohen. Die Mitarbeiterin am Empfang hat inzwischen den Sicherheitsdienst zu Hilfe gerufen.

Fallbeispiel 2

Sally, ein 17-jähriges Mädchen, wurde in der Notfallaufnahme als akuter Fall nach der Einnahme einer Überdosis von Medikamenten aufgenommen. Sie war zuhause von ihrem Vater nach der Einnahme einer unbekannten Menge von Beruhigungsmitteln in einem erschöpften und etwas verwirrten Zustand aufgefunden worden. Sie sieht leicht verwahrlost aus und sie zeigt offensichtlich kein Interesse an ihrer Erscheinung und an ihrer Körperpflege. Sie wirkt übermüdet und blass. Sie wird von ihren Eltern als zurückgezogen, sich selbst isolierend und in der letzten Zeit immer stärker zu Wutausbrüchen neigend beschrieben (aus der Sicht der Eltern selbst bei kleinsten Anlässen). Diese Ausbrüche äußerten sich in Türzuschlagen, Schimpftiraden und verbalen Kraftausdrücken sowohl gegenüber den Eltern als auch dem jüngeren Bruder. Beim Aufnahmegespräch sagt Sally fast nichts. Stattdessen führen ihre Eltern das Wort. Sally sitzt teilnahmslos da und sieht vor sich hin. Wenn sie etwas gefragt wird, reagiert sie lässig und scheinbar gleichgültig und sie sagt, dass ihr ohnehin alles ziemlich egal ist. Sie beschreibt sich selbst als „stumm, dumm und Versagerin". „Ich kann ja doch nichts richtig machen, jedenfalls nicht in den Augen meiner Eltern." Außerdem beschreibt sie sich selbst als schwächer als ihr Bruder („der ist so athletisch") und als dümmer als ihre Schwester („die war in der Schule wirklich gut"). Sie würde gerne noch bessere Befähigungen als ihre Geschwister haben, dann würden ihre Eltern wenigstens nicht mehr so auf ihr herumhacken, wie dies zur Zeit der Fall sei. Ihr ältester Bruder ist Student und verrichtet bereits medizinische Assistenzen und ihre Schwester studiert Betriebswirtschaft an der Universität. Beim Aufnahmegespräch blickt Sally selten hoch und sie nimmt wenig Augenkontakt auf. Ihr Ausdruck ist trübselig und ihr Tonfall wirkt etwas gebrochen, so als könne sie jederzeit in Tränen ausbrechen.

Sally beschreibt ihre Beziehung zu ihrer Familie als „Okay, glaube ich". Ferner gibt sie an, dass ihre Eltern immerzu etwas an ihrem Verhalten auszusetzen haben und ihr regelmäßig vorhalten, warum sie nicht wie die „anderen" sein könne. Eigentlich liebt sie ihre Eltern, sie kann aber nur schwer mit ihnen sprechen: „Sie hören mir niemals zu, sie werfen mir immer vor, ich müsse doch dankbar sein für alles, was ich habe." Sally hat den Eindruck, dass sich ihre Beziehung zu den Eltern seit ca. ihrem 15. Lebensjahr geändert hat. „Zuhause reden wir nicht mehr miteinander, wir schreien nur noch." „Konflikte werden nicht angesprochen." „Sie (die Eltern) wollen nie über so etwas reden, sie schimpfen nur mit mir, sie meinen, dass ich noch nicht alt genug bin und dass ich deshalb das tun muss, was sie sagen." Über Gefühle kann sie mit ihren Eltern überhaupt nicht reden („davon verstehen sie nichts"). Das einzige, woran diese interessiert seien, seien ihre schulischen Leistungen, „von sich aus" würden sie nichts geben.

Während der letzten 6 Monate habe sie regelmäßig Selbstmordgedanken mit sich herumgetragen, bis auf den aktuellen Vorfall aber keinerlei diesbezügliche Versuche unternommen. Sie habe dann die Valiumtabletten von ihrem Vater gefunden und davon eine hohe Dosis zu sich genommen. Sie gab an, zu dem Zeitpunkt genug von allem gehabt zu haben und zu müde gewesen sei, um daran noch etwas zu ändern. Sie habe keinen anderen Ausweg mehr gesehen und nicht gewusst, an wen sie sich hätte wenden können. Wahrscheinlich habe sie nicht direkt den Tod gesucht, aber sie wollte endlich einmal ihrer unglücklichen Situation und den Schmerzen entkommen, die sich ständig in sich fühlte. Sie hat auch eine ganze Reihe von Phantasien über den Tod zum Ausdruck gebracht. Sie glaubt nicht, dass es jetzt noch jemand gibt, der/die ihr helfen kann oder zu dem/der sie gehen könnte: „Ich fühle mich allein."

3. Beschreibung des relevanten Hintergrundwissens

3.1 Definition und allgemeine kommunikative Ausgangspunkte für den Umgang mit der Aggression

Aggression wird von Geuk Schuur als eine Art von Lebensenergie beschrieben, die erforderlich ist, um ein bestimmtes Ziel zu erreichen [17]. Diese Lebensenergie kann sowohl positiv als auch negativ angewendet werden. Der negative Gebrauch von Aggression als Lebensenergie wird von Schuur als Gewalt benannt. Im Allgemeinen wird die Aggression oft als negativ angesehen und die Aggression kann dann zum Beispiel wie folgt definiert werden: das Zufügen von Schäden an Sachen oder an anderen Personen durch das Überschreiten von Grenzen, Normen oder Regeln anderer, das sich in verbaler Aggression, Bedrohung (Vorstufe: Belästigung), physischer Aggression oder Gewalt gegen Sachen äußert. Die gegen die eigene Person gerichtete Aggression passt nach Broers und De Lange [18] hier nicht.

Aggression ist eine Form eines Verhaltens, das (mehr oder weniger) bewusst Schmerz, Erniedrigung oder Schäden bei anderen verursacht, um so ein bestimmtes Ziel zu erreichen [19]. Diese Definition kann von ihrer Natur her als „viktimologisch" bezeichnet werden, weil die Schädigung des Opfers in ihr eine zentrale Rolle spielt. Aggression und Gewalt entstehen fast nie von selbst, es gibt meistens eine Ursache als Quelle dafür; es kann die negative Äußerung eines Gefühls wie zum Beispiel Wut, Verärgerung, Zorn, Angst, von Schuldgefühlen, Hilflosigkeit, Machtlosigkeit, Frustration, Feindseligkeit, Lust, Liebe und von anderen (inneren) Konflikten sein. Diese Gefühle sind allesamt grundlegender Natur (Basisemotionen), die unteilbarer und integraler Bestandteil des menschlichen Lebens sind. In den meisten Fällen ist man sich dessen bewusst und man reagiert auf diese Äußerungen von Emotionen und Impulsen nach den sozialen Konventionen; man weiß sich bei der Interaktion mit anderen unter Kontrolle zu halten. Eine Zunahme dieser starken Gefühlsäußerungen, in der Häufigkeit, in der Intensität und/oder in der Dauer kann aber Anlass zu problematischem Verhalten werden. Der unangepasste Ausdruck von Emotionen, mit der Schaden zugefügt wird und wobei Drohungen oder auch tatsächliche Angriffe mit psychischer und/oder physischer Gewalt stattfinden, stellen eine Erscheinung dar, die als aggressives Verhalten beschrieben wird [20].

3.2 Allgemeine Ausgangspunkte der Kommunikation

3.2.1 Normen und implizierte Regeln

Im Allgemeinen kommt aggressives Verhalten weniger zwischen zwei Fremden vor, als vielmehr zwischen Bekannten, die eine bestimmte Beziehung miteinander haben. Pflegekräfte und Patienten können in diesem Zusammenhang nicht als Fremde betrachtet werden. Aggression im Gesundheitswesen spielt sich immer im Rahmen eines sozialen Kontexts ab. Nach De Ridder [21] wird das Verhalten von zwei Individuen durch Normen und implizite Regeln bestimmt und gesteuert, die vorschreiben, welches Verhalten passt, gewünscht oder erwartet wird bzw. verbindlich ist und welche Formen unangepasst oder verboten sind. Nach Fleury [22] ist es wichtig zu bestimmen, welcher Wert oder welche Bedeutung (Zuweisung = Attribution) die Pflegekraft und der Patient einem bestimmten Verhalten der anderen Seite zuordnen. Mit anderen Worten: Wenn durch die Bewertung des Verhaltens der einen Person durch eine andere Person in deren Wahrnehmung eine Norm oder eine implizite Regelung verletzt wird, wird dies entsprechend von der anderen Person als nicht passendes, unerwartetes, unerwünschtes oder als ein die verbindlichen Spielregeln nicht berücksichtigendes bzw. verletzendes Verhalten gewertet. Aggression ist aus dieser Sicht eher ein Ergebnis der Interaktion zwischen zwei oder mehreren Personen im Kontext der vorhandenen Umgebung [23]. Nach dieser Auffassung werden die Parteien/die Akteure in der sozialen Interaktion nicht mehr als „Täter" oder „Opfer" betrachtet, genau diese Einteilung (Dichotomie) „Täter-Opfer" wird abgelehnt. Denn beide Parteien sind im eigentlichen Sinn sowohl „Opfer" als auch „Täter", wobei diese unterschiedlichen Rollen durchweg wechselseitig von den Parteien erlebt werden. Es ist sinnvoller davon auszugehen, dass beide Parteien ihre eigene Rolle und ihren Beitrag in der sozialen Interaktion bewusst wahrnehmen und erkennen, und dass deshalb gemeinsam analysiert und besprochen werden muss, was vor, während und nach einem Vorfall von Aggression zwischen Patient und Pflegekraft geschehen ist und wie ein solcher oder ein anderer Vorfall in Zukunft gegebenenfalls vermieden werden kann.

In der Begegnung zwischen Patient und Pflegekraft geht es immer um den lebendigen Kontakt zwischen zwei Personen, die einander vielleicht nicht besonders gut kennen, die aber trotzdem eine Reihe von gegenseitigen Erwartungen und Erfahrungen hegen und aufweisen. Dabei handelt es sich um ein direktes gegenseitiges Aufeinandertreffen (quasi von Körper zu Körper), eine sehr sinnliche Wahrnehmung. Hier liegt natürlich auch eine gegenseitige Rollenerwartung auf der Grundlage der Erfahrungen mit anderen beziehungsweise des Verhaltens von anderen vor. Deshalb ist es wichtig, diese gegenseitigen Rollen deutlich zu bestimmen und zu klären.

3.2.2 Beeinflussende Faktoren

Hierbei spielen nach Schulz von Thun [24] die folgenden Faktoren eine Rolle:
- Sach- und Inhaltsebene: sichtbares Verhalten
- Selbstoffenbarungsebene: Grundgefühle, Grundhaltungen und Erwartungen gegenüber Rollen und Rollenerwartungen
- Beziehungsebene: erwartetes Rollenverhalten und erwartete Beziehung
- Apellebene: gewünschtes Verhalten

3.2.2.1 Die sachlich-inhaltliche Ebene: sichtbares Rollenverhalten

Der Inhalt des konkreten Verhaltens, der Behandlungswunsch und Informationen in Bezug auf die Behandlung. → sichtbares Rollenverhalten.

Deutlichkeit kann durch das Benennen und die Beschreibung der (eigenen) ‚objektiven‘ Wahrnehmung und durch die Mitteilung dieser Wahrnehmung an die andere Seite erzielt werden.

Mögliches Mitarbeiterverhalten:
- *die andere Seite mit seinem/ihrem Verhalten konfrontieren.*
- *die andere Seite auch nach seiner/ihrer Wahrnehmung Ihres eigenen Verhaltens fragen,*
- ➤ *Mit dem Inhalts-Ohr hören.*

3.2.2.2 Die Ebene der Selbstoffenbarung (Selbsterklärung): Grundgefühle, Grundhaltungen und Erwartungen gegenüber Rollen und Rollenerwartungen

Die Grundhaltung/Einstellung, die der jeweiligen Gegenpartei gezeigt und deutlich gemacht wird. Hierbei wird dann klar, auf welche Weise die Parteien miteinander umgehen: Die Arbeitsstile werden sichtbar. (Distanzierend – strukturierend – beteiligt und engagiert – auf die Zusammenarbeit als ‚Partner' und/oder auf die Patienten gerichtete Stimulierung der Autonomie orientiert) → Rollenverständnis/faktisches Rollenverhalten.

Mögliches Mitarbeiterverhalten:

- *Deutlichkeit kann dadurch erzielt werden, dass der anderen Seite gesagt wird, was Sie aufgrund seines/ihres Verhaltens über ihn/sie denken und welche Gefühle dies bei Ihnen hervorruft.*
- *Zusammenfassend gesagt: Man zeigt etwas von sich selbst und teilt mit, was das Verhalten der anderen Seite bei einem hervorruft.*
- *Man kann die andere Seite auch fragen, was er/sie über das eigene Verhalten denkt und fühlt, dabei diese Darstellung mit der eigenen Selbstoffenbarung (Selbsterklärung) vergleichen.*
- ➢ *Mit dem Selbstoffenbarungs-Ohr hören.*

3.2.2.3 Die Beziehungsebene: erwartetes Rollenverhalten und erwartete Beziehung

Das Verhältnis der beiden Seiten zueinander und die gegenseitigen Erwartungen in Bezug auf diese Beziehung. Es ist hier wichtig, die gegenseitigen Rollen und Erwartungen deutlich zu machen. Was können die Parteien voneinander erwarten → erwartetes Rollenverhalten/Rollenbeziehung.

Mögliches Mitarbeiterverhalten:

- *indem sich beide Parteien mitteilen, wie man sich gegeneinander/miteinander verhält und aus welcher Rolle heraus man die Gegenpartei anspricht bzw. behandelt und was die Gegenpartei von Ihnen aufgrund Ihrer Rolle erwarten kann, kann Deutlichkeit erzielt werden.*
- *Man kann die andere Seite auch fragen, was er/sie erwartet, und dann diese Äußerungen unter dem Aspekt der Beziehung betrachten.*

- *Durch das Deutlichmachen der gegenseitigen Bedürfnisse, kann man nach einem gemeinsamen Ziel oder einem Übereinkommen suchen (Vertrag).*
➢ *Mit dem Beziehungs-Ohr hören.*

3.2.2.4 Die Appellebene: gewünschtes Rollenverhalten

Die explizit oder implizit formulierte Mitteilung, wozu man den anderen veranlassen möchte. Die Pflegekraft wird vom Patienten auf ihre Verantwortlichkeit angesprochen und Sie muss ihm/ihr hier eine Antwort geben können. Wenn diese Verantwortlichkeit akzeptiert wird, kann sich die Begegnung zu einer Pflege- oder Behandlungsbeziehung (**Rollensituation**) entwickeln. Es wird mehr oder weniger deutlich gemacht, was gegenseitig auf den Gebieten des Denkens, Fühlens und Handelns voneinander verlangt wird und zusätzlich wird ein offener oder verdeckter (manipulierender) Appell an die andere Seite vorgenommen → **gewünschtes Rollenverhalten**.

Mögliches Mitarbeiterverhalten:
- *Deutlichkeit kann erzielt werden, indem durch eine eindeutige und klare Darstellung der anderen Seite mitgeteilt wird, was Sie von ihm/ihr an konkretem Verhalten erwarten.*
- *Man kann die andere Seite auch fragen, welches Verhalten diese von Ihnen erwartet. Mit anderen Worten: Teilen Sie der anderen Seite mit, was diese tun soll und nicht etwa, was diese auf keinen Fall tun soll.*
➢ *Mit dem Appell-Ohr hören*

3.2.3 Kommunikation

Wie aufgezeigt wurde, kann also durch den klaren Austausch der gegenseitigen objektiven Wahrnehmungen, subjektiven Gefühle, Gedanken, Erwartungen und Bedürfnisse sowie durch die eindeutige Ansprache kommunikative Eindeutigkeit erzielt werden.

In diesem Zusammenhang kann in Bezug auf die Kommunikation zwischen dem Personal und den Mann in der Notfallaufnahme in Fall 1 festgestellt werden, dass eine gegenseitige Eindeutigkeit nicht erreicht wurde. Zu keinem Zeitpunkt wurde hier wirklich zugehört, es wurde immer nur auf sachlich-inhaltlicher Ebene miteinander kommuniziert. Das Personal hat keine einzige Frage gestellt oder Interesse an den Problemen des Mannes gezeigt. Es wurde offensichtlich erwartet, dass Patienten sich immer ‚anständig' aufführen und der Mann wurde entsprechend nur auf sein Verhalten angesprochen; es wurde nicht versucht, ein gemeinsames Ziel zu bestimmen oder ein Übereinkommen zu erreichen.

Mit anderen Worten: Die Pflegekräfte bzw. das behandelnde Personal können den Patienten nicht ändern, sondern nur bei einer von beiden Seiten gewünschten Verhaltensänderung unterstützen. Sie können auch durch das eigene Verhalten verdeutlichen, dass Spielräume angeboten werden, um das Verhalten zu ändern. Zugleich muss hier benannt werden, dass das Problem von Aggression, Gewalt und sexueller Belästigung im Gesundheitswesen nicht von den Mitarbeitern oder durch die Leitung der Einrichtung allein gelöst werden kann. Es gibt aber Möglichkeiten zur Lösung, wenn gemeinsam mit der anderen Seite, den Patienten, versucht wird, dies als ein gemeinsames Problem zu behandeln und auch entsprechend gehandelt wird. Dies erfordert einen partnerschaftlichen, sozialen und integrativen Stil der Zusammenarbeit mit den Patienten, wobei der Patient sowohl als Patient als auch als Mensch ernst genommen wird und in seinem/ihrem Wesen und in der jeweiligen, ganz individuellen Eigenheiten als autonomes Wesen behandelt wird.

3.3 Sicherheit für alle Beteiligten ist ein grundlegender Ausgangspunkt für den Umgang mit der Aggression

Der erste Schritt in Richtung einer möglichen Problemlösung auf Institutionsebene ist die Bereitschaft, das Problem zu erkennen und der Wille, in dieser Sache integriert und interdisziplinär handeln zu wollen. Der sich anschließende zweite Schritt besteht darin, die Problematik systematisch zu analysieren, indem die Zahl, die Art und der Kontext von Aggressionsvorfällen erfasst werden und auf der Basis dieser Informationen eine integrierte Sicherheitspolitik entwickelt wird. Für die Praxis im Pflegebereich bedeutet dies, dass eine funktionale Analyse der zugrunde liegenden Emotionen, Normen, Regeln und Werte vorgenommen wird, und dass dabei die Faktoren identifiziert werden, die Aggression entstehen lassen, aufrechterhalten oder aber anderweitig beeinflussen. Eine interdisziplinäre Vorgehensweise ist für eine solche Analyse natürlich eine Bedingung. Dazu gehört nicht nur eine ausreichende Aufmerksamkeit für die Bedeutung des Verhaltens des Patienten, sondern auch für die Gründe und die Motive der Mitarbeiter beim Umgang mit dieser Problematik. So muss gemeinsam an einer Sicherheitspolitik gearbeitet werden, die allen Beteiligten Sicherheit bietet: dem Patienten und dem Personal, mit einer gut ausgearbeiteten, ‚auffangenden' Betreuung der Patienten und des Personals nach Aggressionsvorfällen. Mit anderen Worten: Kern dieser Vorgehensweise ist es, die Bekämpfung der Aggression als eine gemeinsame Aufgabe zu definieren und dem Patienten und der unterstützenden Instanz (Helfer + Organisation) gemeinsam die Verantwortung zu übertragen und zwar sowohl für die Lösung des bestehenden Problems als auch für die Vermeidung von neuen Vorfällen [25]. Die NICE Richtlinien [15] betonen dies besonders und legen fest, dass jederzeit sichergestellt sein muss, dass mit den Nutzern *(Service User)* zusammengearbeitet wird und dass dies als der wichtigste Faktor bei einer möglichen Lösung dieser Problematik angesehen werden soll.

Bei Bedarf muss (bei ggf.) auch körperlich eingegriffen werden, dabei sollte jedoch weitgehend mit Techniken gearbeitet werden, die den Patienten, Klienten, Bewohner etc. weder schädigen noch Schmerz verursachen, die dennoch effektiv wirken und von der Mehrzahl der Mitarbeiter relativ leicht erlernt werden können. Hierbei können klinische Leitlinien, wie zum Beispiel die von NICE entwickelten, als Ausgangspunkt dienen [15]. Bei eventuellen physischen Interventionen geht es immer um die Sicherheit der Patienten, der Umgebung und der anderen sowie um die Sicherheit der vor Ort Beschäftigten. ‚Sich kümmern um …', dieses Selbstverständnis steht im Mittelpunkt der Interventionen, die auf eine möglichst schnelle Wiederherstellung des Kontakts und der Kommunikation mit dem Patienten ausgerichtet sind (während des Vorfalls und nach dem Vorfall). Hierbei kann die Sensibilität für die Bedeutung der Aufrechterhaltung der professionellen Arbeitsbeziehung und/oder der therapeutischen Beziehung gar nicht stark genug betont werden.

3.4   Formen von Aggression

Es gibt viele Formen von Aggression: körperliche Gewalt, wie z. B. Stoßen, Treten, Schlagen und Kämpfen; und verbale Gewalt, wie z. B. (Wut-) Ausbrüche, Schimpfen, Schreien und Beleidigen. Neben diesen direkten Ausdrucksformen treten auch eher indirekte Formen wie z. b. Ärgern, Drangsalieren und Konflikteanheizen sowie Formen der passiven Aggression auf. In Tabelle 3.1 findet sich eine Aufstellung der verschiedenen Formen der Aggression, wie sie von Oud in der POPAS-Gliederung *("Perception of Prevalence of Aggression Scale")* unterschieden werden [26].

1. Verbale Übergriffe ohne klare Drohung	Beispiele: Patienten, die lärmen, herumbrüllen, fluchen, persönliche Beleidigungen aussprechen, schreien. Diese Äußerungen werden von Ihnen jedoch nicht als bedrohlich empfunden
2. Verbale Übergriffe mit klarer Drohung	Beispiele: Patienten, die boshaft fluchen, aus Wut unflätige Ausdrücke anwenden, verbal eindeutig mit Gewalt drohen; Wutanfälle haben, damit drohen, außerhalb des Arbeitsplatzes Gewalt anzutun ("Wir sehen uns bestimmt noch einmal wieder!", "Ich weiß genau, wie und wo ich dich und deine Leute (Kinder!) später noch einmal treffen kann!" usw.). Irgendeine dieser Verhaltensweisen wird von Ihnen als Angst machend und bedrohlich empfunden, welches zu seelischer Belastung führen kann
3. Demütigendes aggressives Verhalten	Damit sind zum Beispiel PatientInnen gemeint, welche eindeutige persönliche Beleidigungen ausstoßen (exklusiv sexuelle Einschüchterungen oder Belästigungen), ausfällig fluchen, wüste Beschimpfungen vorbringen, abwertende Bemerkungen und Gesten machen, spucken. Diese Verhaltensweisen werden von Ihnen als eindrücklich empfunden und können Ihren Berufsstolz und Ihr Selbstwertgefühl verändern. Mit anderen Worten: Sie fühlen sich gedemütigt.
4. Herausfordernde aggressive Verhaltensweisen	Herausfordernde Verhaltensweisen können solche sein, die Sie als Provokation empfinden, oder mit denen bei Ihnen oder anderen ein Streit angefangen wurde mit dem Ziel, eine negative Reaktion zu bewirken. Mit anderen Worten: Sie fühlen sich durch das Verhalten des Patienten/der Patientin dazu provoziert, mit Handlungen oder Bemerkungen zu reagieren, die Sie eigentlich nicht akzeptabel empfinden.
5. Passive aggressive Verhaltensweisen	Zum Beispiel Verhaltensweisen, welche Sie als irritierend, störend, blockierend und/oder kontraproduktiv empfinden, ohne dass sie gleichzeitig offen aggressiv wirken. Der Patient/die Patientin scheint oberflächlich kooperativ zu sein, die unterschwellige Verhaltensweise wird von Ihnen jedoch als das genaue Gegenteil empfunden als das vordergründige kooperative Verhalten.

6. Aggressive spaltende Verhaltensweisen	Damit sind zum Beispiel PatientInnen gemeint, bei welchen bemerkt wird, dass sie mit manipulativen Verhaltensweisen das Personal oder die PatientInnen gegeneinander ausspielen und/oder dazu neigen, andere instabile Persönlichkeiten für sich einvernehmen mit dem Ziel diese gegen das Personal aufzuwiegeln/aufzubringen. Diese Verhaltensweisen führen zu Streit oder Disharmonie unter dem Personal.
7. Bedrohliche körperliche Verhaltensweisen	Damit sind zum Beispiel PatientInnen gemeint, welche mit Gegenständen um sich werfen, ohne direktes Ziel und/oder ohne Verletzungen zu verursachen, Türen schlagen, Gegenstände treten/schlagen, ohne sie zu zerbrechen, Textilien verstreuen, Schmutzflecken hinterlassen oder Gegenstände verunstalten, auf den Boden urinieren, Drohgebärden machen, mit Waffen drohen. Diese Verhaltensweisen empfinden Sie als bedrohlich.
8. Zerstörerische aggressive Verhaltensweisen	Damit sind zum Beispiel PatientInnen gemeint, welche Gegenstände zerstören, Gegenstände zerschlagen, Feuer legen, Gegenstände herumwerfen oder Handlungen wie Schlagen oder Treten welche bei Gegenständen Schäden verursachen.
9. Mäßige körperliche Gewalt	Damit sind zum Beispiel PatientInnen gemeint, welche treten, schlagen, stossen, Fausthiebe austeilen, kratzen, an den Haaren ziehen, Haare ausreissen, beissen, Sie angreifen usw. Diese Verhaltensweisen führen jedoch entweder zu keinen Verletzungen höchstens zu kleineren Verletzungen, z.B. blauen Flecken, Zerrungen/Verstauchungen, Striemen.
10. Schwere körperliche Gewalt	Damit sind zum Beispiel PatientInnen gemeint, welche Sie auf eine Weise angreifen, die eine schwere Verletzung zur Folge hat. Dies können beispielsweise Knochenbrüche, tiefe Fleischwunden, innere Verletzungen, ausgeschlagene Zähne, Bewusstlosigkeit sein und müssen ärztlich behandelt werden oder machen die Einweisung in ein Spital oder Krankenhaus notwendig.
11. Mäßige gegen sich selbst gerichtete Gewalt	Damit sind zum Beispiel PatientInnen gemeint, die sich kratzen oder sich selbst beißen, sich selbst schlagen, an ihren eigenen Haaren ziehen, ihren Kopf anschlagen, Gegenstände mit Fausthieben traktieren, sich auf den Boden oder auf Gegenstände werfen. Diese Verhaltensweisen führen zu keinen oder nur kleineren Verletzungen.
12. Schwere gegen sich selbst gerichtete Gewalt	Damit sind zum Beispiel PatientInnen gemeint, die sich durch Selbstverstümmelung tiefe Schnitte, blutende Bisse, Verbrennungen mit Zigaretten- ernsthafte Verletzungen zufügen: Schnittwunden oder hochgradige Verbrennungen, innere Verletzungen, Brüche, Bewusstlosigkeit, Zahnverlust, welche ärztlich behandelt werden müssen oder die Einweisung in ein Spital oder Krankenhaus notwendig machen.
13. Versuchter Suizid	Damit sind zum Beispiel PatientInnen gemeint, die eine Überdosis von Medikamenten einnehmen, sich die Pulsadern aufschneiden, von Gebäuden etc. springen aber deren Handlungen nicht zum Tod führen.
14. Vollendeter Suizid	
15. Sexuelle Einschüchterung/ Belästigung	Damit sind zum Beispiel PatientInnen gemeint, welche obszöne Gesten machen, Verhaltensweisen zeigen, welche Sie als Übergriffe oder als exhibitionistisch empfinden. Gemeint ist auch das Verlangen von Geschlechtsverkehr oder das Verlangen von privaten Treffen. Die

	unverlangte Äusserung von sexuellen/zweideutigen Bemerkungen, das Hinterherlaufen und Verfolgen, Sie privat und unaufgefordert anrufen oder Ihnen privat und unaufgefordert Briefe schreiben. Ihnen mit Tätlichkeiten oder Vergewaltigung drohen, sexistische Verhaltensweisen zeigen, Sie mit pornografischem Material konfrontieren oder Zeichnungen sexueller Natur (an der Wand etc.) malen.
16. Sexueller Übergriff/ Vergewaltigung	Damit sind zum Beispiel PatientInnen gemeint, welche Sie körperlich auf eine Weise angreifen, die Sie als Versuch empfinden, mit ohne Ihre Zustimmung Geschlechtsverkehr, oral oder gewalttätigen Sex zu haben zu haben oder zu Penetrationsverkehr führen.

Tabelle 3.1: Verschiedene Formen der Aggression (POPAS Gliederung)

3.5 Aggressionstheorien

Nach De Lange und Van Weeghel wird die Aggression im Gesundheitswesen auf zwei Arten betrachtet und behandelt [27]. Zum einen gibt es den strikten medizinisch-psychiatrischen Standpunkt, dass aggressives Verhalten symptomatisch für bestimmte Krankheitsbilder ist, die behandelt oder bekämpft werden müssen. Daneben gibt es die Auffassung aus der ‚Antipsychiatrie', dass Aggression eine logische und an sich gesunde Reaktion auf die ‚strukturelle' Gewalt und die Behandlung durch das Personal in der Psychiatrie ist. Aggression wird aber im Allgemeinen von den stärker klassisch orientierten psychologischen Theorien als ein individuelles Problem des ‚Täters' betrachtet. Broers und de Lange [28] beschreiben Aggression als: (1) Territorialverhalten, einerseits um das eigene Territorium zu verteidigen und andererseits um dieses zu vergrößern; (2) eine Art, sich emotionale Vorteile zu verschaffen; und (3) ein Mittel, um eines oder mehrere Hindernisse auszuräumen. Die Autoren stellen allerdings fest, dass die aktuellen Aggressionstheorien Aggression stärker als ein Problem der Interaktion betrachten, so, wie es bereits weiter oben in Abschnitt über die Definition und die Ausgangspunkte beschrieben wurde.

Die vier häufigsten klassischen Theorien bzw. Modelle zur Erklärung von aggressivem Verhalten sind [29]:
1. die Triebtheorie
2. das Modell der Frustrationsaggression

3. das lerntheoretische Modell
4. der biologische Ansatz

3.5.1 Die Triebtheorie

Die Trieb- oder Instinkttheorie gehört zu den psychodynamischen Ansätzen, bei denen Aggression als angeboren betrachtet wird, als ein Impuls oder als ein ‚konstitutioneller Trieb'. Der Mensch ist von Natur aus aggressiv, aber die Entwicklung der Aggression ist beeinflussbar und kann durch Katharsis oder Sublimierung in positive Bahnen gelenkt werden. Die Aggression kann auch verlagert werden. Aggressives Verhalten ist die Folge von bestimmten Störungen im Kontrollsystem. Freud kann als Urheber dieser Theorie angesehen werden [20]. Lorenz [30] ist der Auffassung, dass Aggression ein angeborener Trieb ist, der im harten Überlebenskampf von großer Bedeutung und von wirklichem Nutzen ist.

3.5.2 Das Frustrations-Aggressions-Modell

Aggression wird hier als eine Reaktion auf Frustration verstanden, wobei die Frustration aus der Behinderung eines zielgerichteten Verhaltens herrührt, also einer Einschränkung bei der Verwirklichung der Lebensziele. Wenn die Frustration jetzt oft genug auftritt oder das Ziel praktisch greifbar dicht vor Augen ist/war, nimmt die Möglichkeit zu offen aggressivem Verhalten zu. Die Aggression wird nicht durch innere Kräfte erzeugt, sondern durch externe Ereignisse (Stimuli). Je schmerzhafter die Frustration empfunden wird, desto stärker ist emotionale Erregung, die zur Aggression führen kann [22]. Es gibt aber auch andere Determinanten für die Aggression; neben der Frustration wird in diesem Modell auch die Provokation als ein wichtiger Bestimmungsfaktor für aggressives Verhalten angesehen.

3.5.3 Das lerntheoretische Modell

Bei Aggression handelt es sich um ein erlerntes Verhalten (‚angelernt') und um die Folge einer bestimmten Erziehung und von bestimmten Sozialisierungsprozessen. Damit besteht hier kein grundlegender Unterschied zu den anderen erlernten Reaktionen und Verhaltensweisen [22]. Unter bestimmten Umständen kommt es eher dazu, dass man aggressives Verhalten erlernt. Insbesondere Bandura [31] hat dieses Modell nachdrücklich vertreten. Kinder und Erwachsene erlernen aggressive Verhaltensmuster durch die Beobachtung von Rollenmodellen, wie z. B. von Vater oder Mutter, von langjährigen Begleitpersonen (andere Familienangehörige oder Freunde) oder aus den Medien, wie z. B. von Darstellern in Film und Fernsehen, mit dem Fazit: Wenn aggressives Verhalten belohnt oder gefördert wird, wird man sich ein solches Verhalten eher zu eigen machen.

3.5.4 Der biologische Ansatz

Unter den biologischen Ansatz fallen nach Pieters und Gerits [32] die genetische Hypothese, die Testoronhypothese (auch: Testostoron) und die serotonerge Hypothese (Zwangsstörung). Es gibt bisher aber nur wenige biologisch-psychiatrische Untersuchungen von aggressivem Verhalten und die Ergebnisse erklären das aggressive Verhalten nur unzureichend. Es kann aber festgestellt werden, dass somatische Faktoren, wie z. B. Störungen im Glukosestoffwechsel, hormonelle Abweichungen, die Alzheimer-Krankheit, der Missbrauch von Alkohol und Drogen auf indirekte Weise aggressives Verhalten beeinflussen können.

Für alle vier oben genannten Theorien gilt, dass sie, jede für sich, eine spezifische, für die Praxis im Gesundheitswesen zu beschränkte und zu ausschließliche Erklärung der Aggression geben. Sie betrachten die Aggression zu stark als ein (ausschließlich) individuelles Problem. Deshalb stellen wir hier als fünftes Modell die Attributionstheorie vor.

3.5.5 Die Attributionstheorie

Die Attributionstheorie geht davon aus, dass aggressives Verhalten weniger zwischen zwei fremden Personen stattfindet, als vielmehr zwischen Bekannten, die eine bestimmte Beziehung miteinander haben. So sind auch die Pflegekraft und der Patient einander nicht ‚fremd'. Die Aggression im Rahmen des Gesundheitswesens spielt sich immer innerhalb eines sozialen Zusammenhangs ab, in dem das Verhalten von zwei Individuen durch Normen und unausgesprochene Regeln bestimmt oder geregelt wird und die vorschreiben, welches Verhalten angemessen, erwartet, erwünscht oder verbindlich ist und welches unangemessen oder verboten ist [21]. In diesem Sinne hängt es dann von der Pflegekraft selbst ab, ob ein bestimmtes Verhalten des Patienten von ihr als Aggression erfahren wird oder nicht. Das gleiche gilt umgekehrt auch für den Patienten. Es handelt sich also um ein sehr subjektives Erleben und nicht immer um eine allgemein und objektiv überprüfbare Tatsache. So kann nämlich auch der Patient ein bestimmtes Verhalten der Pflegekraft als Aggression (Gegengewalt) oder nicht erleben. Nach Fleury [22] ist es von großer Bedeutung, dass sich die Beteiligten dieser Tatsache bewusst sind und sich darüber im Klaren sind, welcher Stellenwert oder welche Bedeutung die Pflegekraft und der Patient einem bestimmten Verhalten der jeweils anderen Seite zuschreiben (Zuweisung = Attribution). Stimmt das sichtbare und tatsächliche Rollenverhalten mit dem angepassten, erwünschten, erwarteten und verbindlichen Rollenverhalten überein und passt es zur angepassten, erwünschten, erwarteten und verbindlichen Rollenbeziehung, Rollenverständnis und Rollensituation? Oder wird nach der Vorstellung der anderen Person vom Gegenüber eine Norm oder unausgesprochene Regel verletzt und deshalb von der als unangepasst, unerwartet, unerwünscht und unverbindlich bewertet? Die Reaktion auf die jeweils andere Person ist deshalb von der vermeintlichen Wahrnehmung und Interpretation, den Gedanken und den Gefühlen über das Verhalten der anderen Seite abhängig.

Die Attributionstheorie vertritt deshalb eine subjektive und relativierende Vorgehensweise bzgl. Aggression. Sie betont die Bedeutung der Interaktion und es wird explizit Wert auf die Berücksichtigung der dynamischen und kommunikativen Aspekte der Interaktion zwischen zwei Personen oder Parteien gelegt. Die Aggression kann entsprechend als ein Ergebnis der Interaktion zwischen zwei oder mehreren Personen im Zusammenhang mit den vorhandenen Umgebungsfaktoren beschrieben werden. In jeder Beziehung zwischen zwei Personen, Parteien oder Partnern, besteht ein unausgesprochener ‚Meta-Vertrag'. Diese Vereinbarung beinhaltet, dass für jeden Beteiligten gilt: „Respektierst du meine Normen und Regeln, so respektiere ich auch deine." Dieser Meta-Vertrag stellt die Grundlage dar, auf der Menschen, und demzufolge auch Pflegekräfte und Patienten, Beziehungen miteinander eingehen. Verletzt jetzt eine der beiden Personen/Parteien eine Norm oder eine Regel, dann wird die Zuverlässigkeit/Gültigkeit dieses Meta-Vertrags – und damit die Beziehung zwischen den beiden Seiten – in Zweifel gezogen. Aus diesem Grund muss eine Verletzung von Normen erklärt (aktiv) bzw. es muss eine Interpretation dieses Verhaltens verlangt werden (passiv) [21]. Der Zusammenhang zwischen einer Verletzung von Normen und der Aggression wird wie folgt dargestellt:

Attributionstheorie		
Normverletzung	A	*Metavertrag* : gegenseitiges Respektieren von Normen
Demütigung	B	Vertragsverletzung
Attribution	B	Infragestellung der Beziehung
Kommunikation/Diskussion	A ⇔ B	Verbale Auseinandersetzung
Konfliktlösung oder aggressive Reaktion	A	Folgen
Beziehung zwischen Normenverletzung und Aggression nach DeRidder (1991)		

Abbildung 3.1: *Beziehung zwischen Normenverletzung und Aggression nach DeRidder [21]*

Hier wird aufgezeigt, dass auf eine Normenverletzung als Erstes eine unmittelbare Reaktion der Überraschung und der Empörung erfolgt. Anschließend oder gleichzeitig fragt Person B sich, warum Person A dieses Verhalten gezeigt hat. Auf dieser Grundlage kann dann gegebenenfalls eine weitere Kommunikation, ein Austausch von Gedanken, Gefühlen, Wünschen und Erwartungen und eine Diskussion stattfinden, in der die Beteiligten Erklärungen, Rechtfertigungen und/oder Entschuldigungen austauschen. Der Inhalt und der Verlauf dieses Austauschs werden bestimmen, ob danach eine aggressive Reaktion eintritt. Das Modell macht deutlich, dass das Ergebnis (Aggression tritt ein oder nicht) nicht nur vom ‚Täter' abhängig ist, sondern, vielleicht sogar im selben Ausmaß, auch vom ‚Opfer'. Nach dieser Auffassung werden die Parteien/Akteure in der sozialen Interaktion nicht mehr als ‚Täter' und ‚Opfer' angesehen, gerade die Täter-Opfer-Dichotomie wird verworfen. Die beiden Parteien/Akteure werden gleichzeitig als ‚Täter' und als ‚Opfer' betrachtet, wobei die Rollen ständig wechseln können und jede Seite das Geschehen oder Teile davon als ‚Täter' bzw. ‚Opfer' erleben kann. Es ist hilfreich, wenn sich beide Parteien ihrer eigene Rolle bewusst sind und ihren Beitrag in der sozialen Interaktion kennen und dass gemeinsam geprüft und besprochen wird, was vor, während und nach dem Aggressionsereignis stattgefunden hat und wie dies in Zukunft möglicherweise vermieden werden kann.

Manches kann wohl auch anhand der Abfolge der Kommunikationsmuster im Fall 1 verdeutlicht werden. Dort werden gegenseitig eine Reihe von Normen verletzt und wechselseitige Erwartungen nicht erfüllt, aber zu einer echten Kommunikation auf der Ebene eines ‚Austauschs' kommt es nicht. Die Entwicklung bleibt bei den Zuweisungen (Attributionen) stecken, in keiner Weise wird Klarheit darüber gefordert, warum der Mann sich so verhält, wie er sich verhält. Mit anderen Worten: Nicht nur sein Verhalten wird zurückgewiesen, sondern er wird auch als Person abgelehnt; mit der Folge, dass er ein immer aggressiveres Verhalten an den Tag legen muss, um die andere Seite zu zwingen, ihm doch noch zuzuhören und seiner Meinung Aufmerksamkeit zu schenken. Vieles kann dadurch vermieden werden, indem man trotz der Arbeitsbelastung dem ‚Problem' der anderen Seite zuhört, Kontakt mit ihr aufnimmt, sie ernst nimmt und ihr damit das Gefühl gibt, dass man sich für sie Zeit genommen hat. Hier kann auch angesprochen werden, dass die andere Seite sich wegen der hohen Arbeitsbelastung bitte noch etwas gedulden möchte, dass ihr Anliegen aber ganz sicher nicht vergessen wird.

3.6   Phasen der Aggression

Die Umstände, die zu einem Aggressionsereignis geführt haben, sind von großer Bedeutung für die nachträgliche Analyse des Vorfalls [29]. Dasselbe gilt für die Einsicht in den weiteren Verlauf und den Ablauf des Vorfalls. Der Verlauf dieser Ereignisse kann in eine Reihe von Phasen unterteilt werden. Im Allgemeinen können die Ereignisse in den verschiedenen Phasen gut wahrgenommen werden und die so unterschiedenen Phasen stellen Anknüpfungspunkte für einzelne, gezielte Intervention dar. In der Regel gibt es bei aggressivem und gewalttätigem Verhalten vor der Phase der Eskalation noch andere Stufen, so sind nach Richter [33] 60–80 % aller Gewalteskalationen durch Anzeichen in den vorangegangenen Phasen vorhersagbar. Es wird sehr deutlich, dass ein geplanter und durchaus überlegter Einsatz von Aggression und Gewalt eher die Ausnahme als die Regel darstellt.

Die 7 Phasen der Aggression nach Kidd und Stark [14], schematische Wiedergabe (Die 0-Phasen wurden von Oud & Walter hinzugefügt.)

(rechte Seite) *Abbildung 3.2: 7-(9)-Phasenmodell*

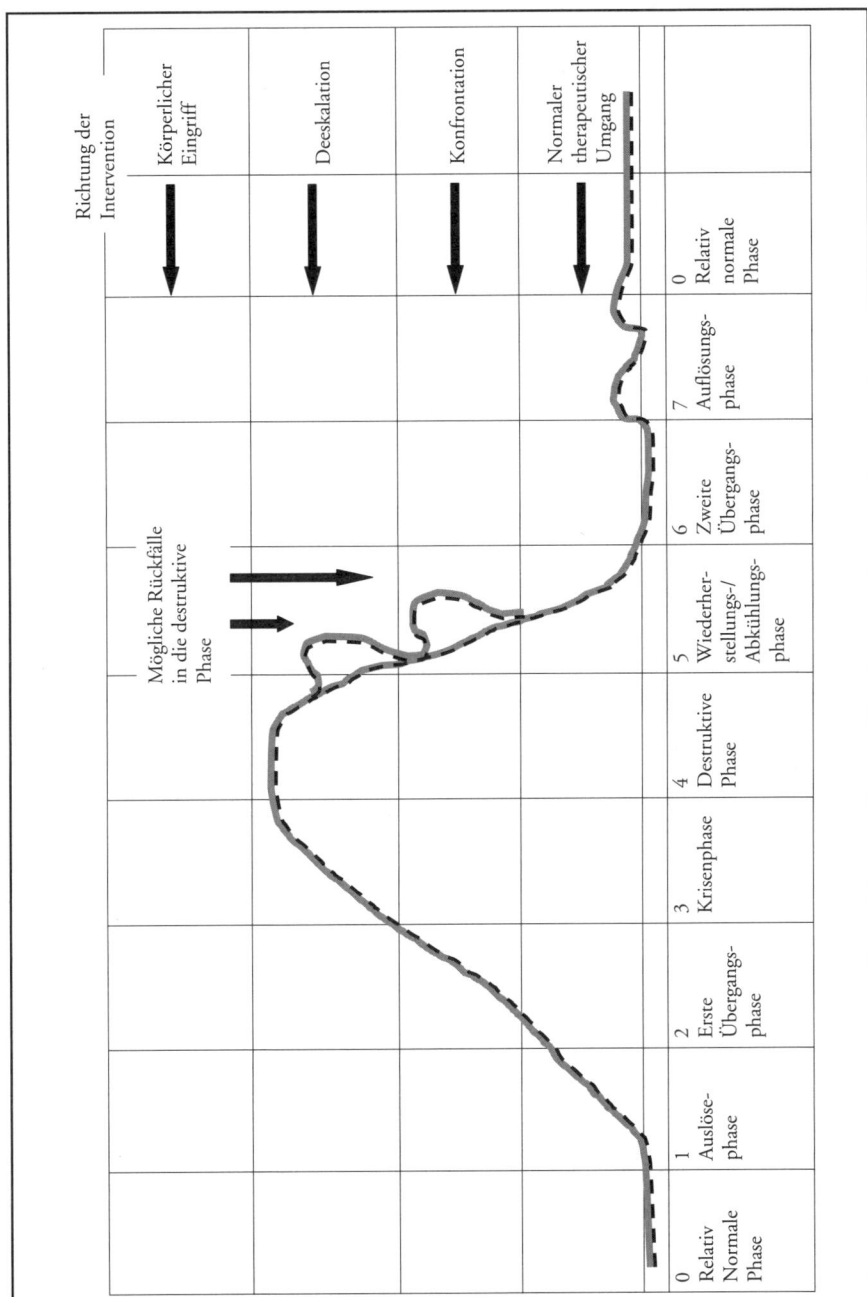

Richtung der Intervention

Körperlicher Eingriff

Deeskalation

Konfrontation

Normaler therapeutischer Umgang

Mögliche Rückfälle in die destruktive Phase

| 0 Relativ Normale Phase | 1 Auslöse-phase | 2 Erste Übergangs-phase | 3 Krisenphase | 4 Destruktive Phase | 5 Wiederher-stellungs-/Abkühlungs-phase | 6 Zweite Übergangs-phase | 7 Auflösungs-phase | 0 Relativ normale Phase |

Kidd und Stark [34] unterscheiden 7 Phasen der Aggression, wobei die Phase 0 von uns hinzugefügt wurde:

Phase	Beschreibung
0. Relativ normale Phase	Während der relativ normalen Phase zeigt die Person ein Verhaltensmuster, das für ihr Handeln ‚normal' ist und das mit dem Verhalten übereinstimmt, das auch sein früheres Handeln bestimmte.
1. Auslösephase	Während der Auslösephase zeigt die Person ein Verhalten, das in Richtung langsamer oder schneller vom normalen, nicht aggressiven Verhaltensmuster abweicht. Beim Patienten steigt die Anspannung. Der Patient ist sich dessen nicht immer bewusst. Dieser Umstand fällt anderen aber oft auf. Äußerlich ist der Patient eher ruhig und stößt keine Drohungen aus.
2. Erste Übergangsphase (aufsteigend)	Diese Phase führt praktisch direkt zum aggressiven Verhalten, die Person erlebt sich beim Handeln und Interagieren zunehmend selbst als erregt. Das Verhalten weicht immer stärker vom normalen, gesunden Verhaltensmuster ab. In dieser Phase ist die Sicherheit noch nicht direkt gefährdet, es bestehen noch Spielräume für die Aufnahme des Gesprächs mit dem Patienten, bis Situationen eintreten, die bedrohlicher werden und es angezeigt ist, eine weitere Eskalation zu vermeiden. Der Patient ist verbal und/oder körperlich stärker agitiert, manipuliert, provoziert und er zeigt ein forderndes Verhalten oder er zieht sich (erst einmal) stärker zurück, um dann um so nachdrücklicher den zugrundeliegenden Emotionen, wie z.B. auch Angst, Wut und Frustration, freien Lauf zu lassen.
3. Krisenphase	Wenn eine Situation zu eskalieren droht, entsteht ein Moment, an dem das Verhalten des Patienten mit Konsequenzen verbunden ist und an dem die Freiheit des Patienten eingeschränkt werden muss. Ziel ist hier, die Sicherheit des Patienten, der anderen und der Mitarbeiter zu gewährleisten. Eine kritische Situation entsteht, wenn Gefahr im Verzug ist, wenn der Patient für Argumente nicht mehr zugänglich ist und die Kontrolle über sich selbst verloren hat. Der Patient geht zu Handlungen über und er zeigt ein körperlich drohendes, destruktiv feindselig aggressives Verhalten. Die zugrundeliegende Emotion ist immer weniger erkennbar.
4. Destruktive Phase	Kommt es bis zur destruktiven Phase, ist es nicht gelungen, den Patienten davon zu überzeugen, dass er sein Verhalten anpassen muss und er ist folglich nicht mehr bereit, an einer Intervention oder einer Behandlung teilzunehmen, die die drohende Gefahr noch abwenden kann. Es drohen reale Gefahren für den Patienten selbst, für andere oder für die allgemeine Sicherheit in der Abteilung. Der Patient zeigt eindeutig destruktives Verhalten und er ist zum Einsatz von leichter oder schwerer körperlicher Gewalt übergegangen. Die zugrundeliegenden Emotionen scheinen nun vollständig in den Hintergrund getreten zu sein und die Intervention ist ausschließlich auf die Wiederherstellung der Kontrolle und die Gewährleistung der Sicherheit für alle Beteiligten ausgerichtet.

5. Wiederherstellungs- oder Abkühlunsphase	Nach dem Eingreifen folgt die Phase der Abkühlung bzw. der Wiederherstellung des ‚normalen' Verhaltensmusters des Patienten. Die zugrundeliegenden Emotionen und Anlässe werden aber noch einige Zeit lang wirksam sein und mit einem Rückfall in eine der früheren Phasen muss gerechnet werden. Das aggressiv gewalttätige Verhalten bleibt noch einige Zeit lang bestimmend, weil die Situation ‚nacherlebt' wird oder weil sich erneut Emotionen aufdrängen und wieder im Vordergrund stehen und weil der Patient seine Mitverantwortung an der Situation noch nicht erkennen will bzw. leugnet.
6. Zweite Übergangsphase (absteigend)	In dieser Phase ist die unmittelbare Gefahr so weit verringert, dass der Patient für eine Behandlung wieder zugänglich ist. Davon ausgehend, dass auch der Patient den Vorfall auf die eine oder die andere Weise als abgeschlossen betrachtet, kann diese Phase durchaus mit der integrativen Phase oder der postkritischen depressiven Phase bei der Verarbeitung von schockierenden Ereignissen als ein ‚Vorgang in einer Zeitschiene' (Hilkens und Huisintveld, 1995) angesehen werden. In dieser Phase nehmen Reaktionen wie Schuld, Angst, erhöhte Aufmerksamkeit und Anspannung, das Wieder- und Nacherleben und das Leugnen sowie die zugehörigen Symptome ab.
7. Auflösungsphase	Beide Parteien besprechen ihre eigenen Rollen und Beiträge und es wird gemeinsam nach Ereignissen und Umständen gesucht, die vor, während und nach dem Vorfall von Aggression stattgefunden haben und wie diese erlebt wurden, um anschließend herauszufinden, wie dies in Zukunft gegebenenfalls vermieden werden kann. Die schockierende Erfahrung erhält einen festen Platz in der Lebensgeschichte des Patienten und der Pflegekraft. Die Erfahrungen aus der Vergangenheit werden in passende, neue (Inter-) Aktionen auf der Abteilung umgesetzt und fließen gegebenenfalls in die gesamte Institution ein.
0. Relativ normale Phase	Während der relativ normalen Phase zeigt die Person ein Verhaltensmuster, das für sein Handeln ‚normal' ist und das mit dem Verhalten übereinstimmt, das auch sein früheres Handeln bestimmte.

Tabelle 3.2: Aggressionsphasen

3.7 Entstehungsfaktoren

Das Auftreten von Aggressionsereignissen lässt sich nie auf nur eine einzige Ursache zurückführen. Es handelt sich vielmehr immer um ein komplexes Zusammenspiel von Faktoren. Im Allgemeinen werden die folgenden Einflussfaktoren angeführt [14]:

1. individuelle Faktoren
2. interaktionelle Faktoren und Verlauf und Richtung der Interaktion
3. aktuelle situative Ursachen und
4. strukturelle Faktoren (Umgebungsfaktoren)

In Bezug auf Punkt 1 wird auf einen späteren Abschnitt über die Anamnese verwiesen, wo insbesondere auf die individuellen Faktoren eingegangen wird, die bei den Patienten eine Rolle spielen. In Bezug auf Punkt 2 wurde bereits einiges in den vorstehenden Abschnitten ausgeführt und die Bedeutung dieses Punktes geklärt. In diesem Abschnitt wird jetzt auf die Punkte 3 und 4 näher eingegangen.

In einer Untersuchung über Aggression und Gewalt aus der Öffentlichkeit gegen Beschäftigte [36] erwiesen sich die nachstehenden Faktoren als die wichtigsten Ursachen von Aggression und Gewalt:
• Gesellschaftliche/soziale Situationen, auf die die Arbeitsorganisation nur wenig Einfluss hat
• Charakteristische Problemgruppen
• Situationen, die schnell in Aggression münden, weil dem Personal das Know-how fehlt, damit umzugehen
• Organisatorische Mängel, wie z. B. eine unklare Handlungsabläufe, fehlende Führung und Störungen der Kommunikation
• Keine ausreichende Klarheit über die Umgangsformen und die Verhaltensformen, die ‚Hausregeln‘ der Organisation und das Fehlen von Sanktionen
• Fehlen von Sicherheitsmaßnahmen und -vorrichtungen, mangelnder Schutz des Personals, unzureichende Aufsicht

Huber und andere [37] unterscheiden vier verschiedene Einflussfaktoren, die bei der Entstehung der Aggression eine Rolle spielen: Patienten/Besucher, Personal, Institution und Umfeld/Gesellschaft. So werden willkürliche Aggression, instrumentale Aggression, Irritation/Reizung und unerfüllte Bedürfnisse als die vier Haupttypen genannt, die aus einer Reihe von Ursachen und Motiven bei den Patienten herrühren und außerdem werden mangelndes Engagement bei diversen Autoritäten und die (Fehl-) Haltung von Mitarbeitern als Ursachen von Vorfällen angeführt. Auf institutioneller Ebene werden das Fehlen von (kollektiven) Normen, die Organisation der Arbeit, die Personalpolitik, die bauliche Umgebung sowie die Ziele und die Aufgaben der Organisation genannt. In Bezug auf das Umfeld/die Gesellschaft werden eine Reihe gesellschaftlicher Entwicklungen beschrieben, wie z. B. mehr oder weniger starke Sparmaßnahmen im Gesundheitswesen bzw. in der Psychiatrie (GGZ[3]), der Vorrang von ambulanter Behandlung und die veränderte Beziehung zwischen Patient und Mitarbeiter.

Blair [38] stellt fest, dass, wenn eine schlechte (An-)Leitung, ungeeignete Behandlungs- und Pflegepraktiken und Konflikte in der Abteilung nicht mit dem Vorkommen von gewalttätigen Verhalten in Verbindung gebracht werden, der Prozess dieses Verhaltens auch nicht unterbrochen werden kann und aggressives, gewalttätiges Verhalten auch weiterhin als ‚normal' auf der Agenda stehen wird. Der Einfluss der Atmosphäre in der Abteilung und die Arbeitsbeziehung zwischen dem Patienten und der Pflegekraft spielen also eine wesentliche Rolle bei der Entstehung von Aggression. Die Arbeitsbeziehungen und die Haltung der Parteien, der Konfliktstil und die Handlungsstrategien sind für die adäquate Lösung der Aggressionsproblematik von großer Bedeutung. Wissen, Kenntnisse und Fertigkeiten in diesen Gebieten sind für einen erfolgreichen Umgang mit Aggressionsproblemen von entscheidender Relevanz. In der Untersuchung von Broers und De Lange [18] werden vier Typen von Arbeitsbeziehungen aufgeführt, in denen Vorfälle von Aggression leicht entstehen können:

---

3 GGZ = Geestelijke GezondheidsZorg = Psychiatrische & geistig Behinderten Versorgung

- Zwang – Widerstand
- Konfrontation – Ausweichen
- Vernachlässigung – Manipulation
- Strukturierung – Anpassung

Zwei andere Arbeitsbeziehungen bringen offensichtlich günstigere Ergebnisse und verursachen keine Vorfälle von Aggression:

- Zusammenarbeit – Entfaltung
- Stimulierung – Autonomie

Im Rahmen der Sicherheitspolitik werden in diesem Zusammenhang vom International Council of Nurses (ICN) [5] die folgenden Faktoren angeführt:
- Rechtliche Situation
- Sozialstruktur
- Arbeitsplatzsituation
- Betriebsklima
- (Gewalt hemmendes) Umfeld
- Berufliche Kompetenz der Mitarbeiter
- Haltung der Berufsverbände

Der Zusammenhang mit dem beschriebenen relevanten Hintergrundwissen und insbesondere den allgemeinen kommunikativen Ausgangspunkten für den Umgang mit Aggression sowie mit den Aggressionstheorien wird im Diagramm 3.3 aufgezeigt.

Ein großer Teil der oben beschriebenen Faktoren werden im nächsten Abschnitt ausführlich besprochen. Sie sind in der Anamnese und Diagnostik im Pflegebereich von größter Bedeutung, insbesondere was die beeinflussenden Faktoren bei einer aktuellen Diagnose und die Risikofaktoren bei einer Risikodiagnose betrifft.

(rechte Seite) Abbildung 3.3: Attribution und Wahrnehmung

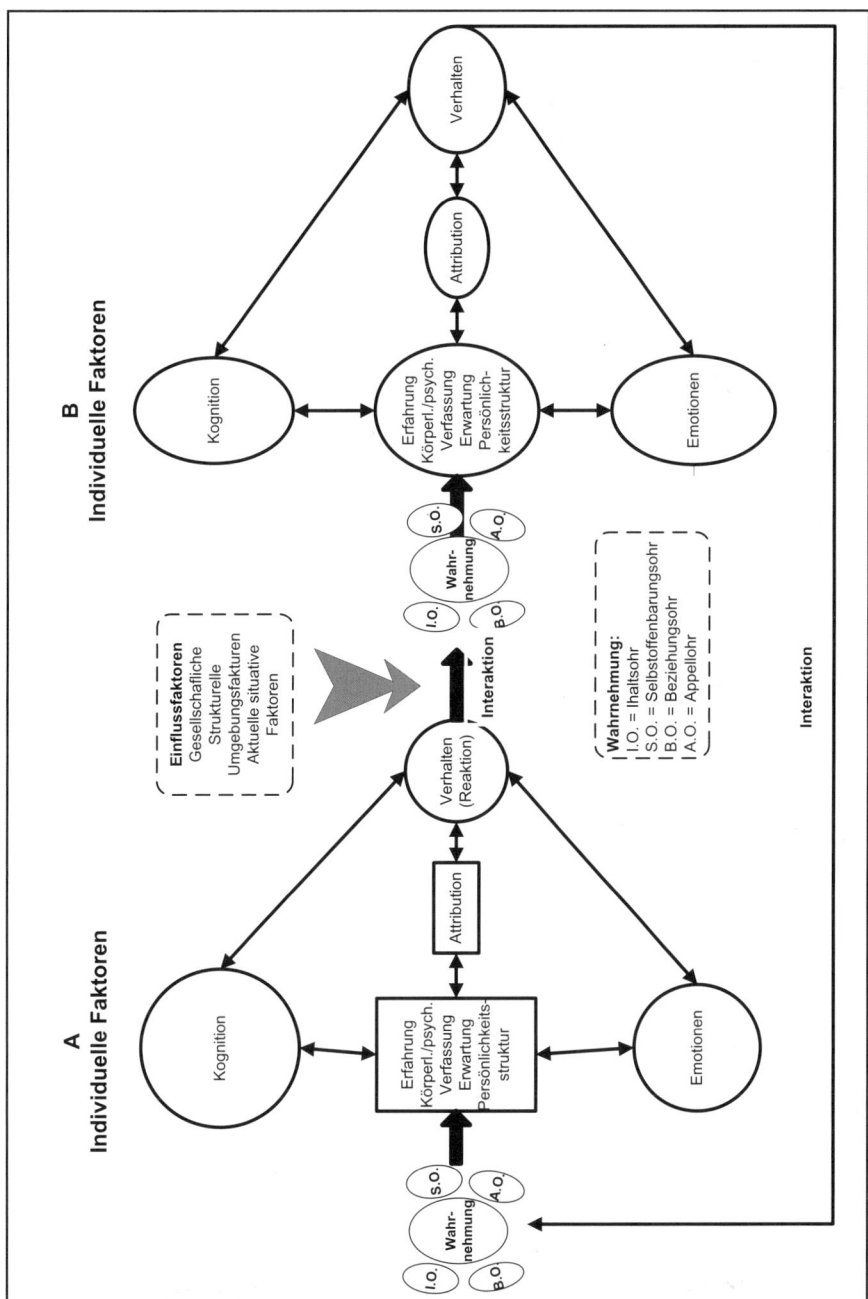

37

4.   Der Pflegeprozess

4.1   Anamnese

Die Berücksichtigung des Gesundheitszustands des Patienten aus pflegerischer Sicht erfordert eine andere Anamnese als ausschließlich die medizinisch-psychiatrische Anamnese. Die Pflegeanamnese ist eine Ergänzung dessen, was der Arzt/der Psychiater bereits festgestellt hat. Durch die Ergänzung und die Verknüpfung der Informationen aus der medizinisch-psychiatrischen Anamnese über die Krankheit und das Leiden mit Informationen über die gesamten ,menschlichen Funktionsmuster' bzw. den existenziellen Erfahrungen des Lebens erhält man ein umfassenderes, sinnvolleres und vollständigeres Bild des Gesundheitszustands bzw. des notwendigen Pflegebedarfs des entsprechenden Patienten. Dies betrifft insbesondere auf die Problematik aggressiven Verhaltens zu. Denn Aggression tritt immer und überall auf, sie muss deshalb genau untersucht werden und ihre große Bedeutung muss stets beachtet werden.

Die 11 Gesundheitsmuster nach Gordon [39] stellen hier einen guten Ausgangspunkt und ein nützliches Ordnungsprinzip dar, um bestimmen zu können, bei welchen Aspekten pflegerische Unterstützung erforderlich ist. Innerhalb eines jeden Musters kann untersucht werden, welche Beeinträchtigungen (körperlich und geistig) vorliegen und inwieweit Unterstützungsbedarf bei der Durchführung von Aktivitäten und zur Teilnahme am gesellschaftlichen Leben besteht.

Aus den in den vorangegangenen Abschnitten gemachten Ausführungen geht hervor, dass bei der Entstehung von aggressiv gewalttätigen Verhalten sehr viele Faktoren eine Rolle spielen können. Für Aggression gibt es deshalb keine einfache bzw. eindeutige, klare Erklärung oder Ursache. Die verschiedenen Theorien bieten, jede für sich, nur eine begrenzte Einsicht in die Komplexität des Konzepts Aggression. In Studien über die Vorhersagbarkeit von gewalttätigen Verhalten werden eine ganze Reihe von Faktoren aufgeführt, von denen dann berichtet wird, dass sie mit gewalttätigen Verhalten im Zusammenhang stehen sollen (Korrelation). Das sind z. B. Faktoren wie: Alter,

Geschlecht, Rasse, Ausbildung, Persönlichkeit, Alkohol- und Drogenmiss-brauch, organische Hirnleiden, suizidales Verhalten, psychiatrische Krank-heitsbilder, soziologische und situative Aspekte. Wenn bestimmte Zusam-menhänge angegeben werden, wird diesen oft in anderen Untersuchungen widersprochen oder diese werden nicht bestätigt. Die Komplexität der Fak-toren führt dazu, dass sich keine nachweisbaren Faktoren deutlich herauskris-tallisieren, ausgenommen aber die Vorgeschichte von gewalttätigem Verhal-ten.

Die Vorgeschichte von Aggressionen ist deshalb auch der einzige zuverläs-sige und gute prognostische Faktor für das aktuelle Auftreten von aggressi-vem Verhalten in einer Abteilung. Deshalb ist es nach Pieters und Gerits [32] immer empfehlenswert, sich bei der Aufnahme über die (Aggressions-)Vorge-schichte des Patienten zu informieren. Dies kann am besten anhand eines strukturierten Anamnesegesprächs durchgeführt werden, in dem untersucht wird, in welchem Ausmaß die vorgenannten Formen von aggressivem Ver-halten aufgetreten sind. Aber auch den Erscheinungen von anderweitig auf-fälligem Verhalten wie z. B. leichtsinnigem und rücksichtslosem, sadistischem oder unsozialem Verhalten, muss die notwendige Aufmerksamkeit gewidmet werden. Beispiele hierfür sind: Promiskuität, Alkoholismus, Vandalismus, Diebstahl, Gewaltanwendung und Tierquälerei sowie die wiederholte Nicht-erfüllung von wichtigen Verpflichtungen wie z. B. die Versorgung und der Unterhalt von Kindern. Jones [40] bietet dazu die folgenden Punkte zur Beachtung an:

1. Bestimmung der das Fehlverhalten verursachenden Faktoren, der Fähig-keit des Patienten zu erkennen, was er getan hat, der Fähigkeit erfühlen zu können, was dies für das Opfer bedeutet und ob eine Grundlage für eine therapeutische Zusammenarbeit vorliegt oder nicht
2. Feststellen, ob der Patient aus seinem Verhalten gelernt hat und das Aus-maß bestimmen, in dem das Verhalten in der Vergangenheit mit dem the-rapeutischen Plan übereinstimmte
3. Feststellen, wie der Patient sich in der Vergangenheit auf die Vorgaben und die Gegebenheiten des Krankenhauses eingestellt und an diese ange-

passt hat und wie er darauf reagiert hat (Weglaufen oder Androhen des Weglaufens)

4. Feststellen, ob sich wiederholt auftretende Verhaltensmuster finden oder ob ein Eskalationsverhalten existiert, bei dem das Fehlverhalten bei den Vorfällen immer gefährlicher wurde

Unter Bezugnahme auf die funktionellen Verhaltensmuster nach Gordon [39] kann festgestellt werden, dass die Pflegeanamnese sich vor allem auf Formen des Selbsterlebens konzentrieren muss, im Zusammenhang mit der Bestimmung der Angst, einer drohenden Selbstverstümmelung und den Rollen- und Beziehungsmustern in Verbindung mit drohender Gewalt. Mit Hilfe der Anamnese kann man sich ein Bild der (dys-)funktionellen Muster des Patienten verschaffen. Die diesbezüglich notwendigen Informationen erhält man durch Untersuchungen und Beobachtungen des Patienten, sowie durch Gespräche mit ihm/ihr, seinem Partner/seiner Partnerin, mit seiner Familie oder mit anderen wichtigen Bezugspersonen. Coid [41] hat für ein Anamnesegespräch bei aggressiven Patienten ein 3-Phasen-Modell entwickelt, das folgende Entwicklungsstufen unterscheidet:

Phase 1 Einschätzung vornehmen und Patienten beruhigen	Phase 2 Erfassen der Vorgeschichte und Beratung	Phase 3 Formulierung der Probleme und Abschluss
a. Informationen für das Gespräch sammeln b. Persönliche Einleitung c. Den Patienten beruhigen d. Die wichtigsten Probleme näher beleuchten	a. Erneute Bestimmung der Richtung und des Ziels des Gesprächs b. Weitergehende Klärung der wichtigsten Punkte c. Aggression thematisieren und mit der Aufarbeitung beginnen	a. Gemeinsam mit dem Patienten die wichtigsten Probleme formulieren b. Übereinstimmung in Bezug auf mögliche Lösungen erreichen c. Das Gespräch abschließen und Vereinbarungen für die Zukunft treffen

Abbildung 4.1: 3-Phasenmodell nach Coid

Für die Einschätzung der Risiken von aggressivem oder gewalttätigem Verhalten bieten auch die NICE Richtlinien [15] die erforderlichen Hinweise. So wird festgestellt, dass alle Beteiligten (Mitarbeiter, Patienten, Angehörige und

Freunde etc.) über die nachstehenden Risikofaktoren und/oder Indikatoren unterrichtet sein müssen:

Vorzeichen und Frühwarnzeichen:

- Angespanntheit und aggressiver Gesichtsausdruck
- Verstärkte und andauernde Ruhelosigkeit, körperliche Anspannung, Herumlaufen
- Allgemeiner körperlicher Erregungszustand (erhöhte Atemfrequenz und Herzschlag, Muskelkontraktionen, erweiterte Pupillen)
- Erhöhte Lautstärke beim Reden, abrupte Bewegungen
- Lang anhaltender Augenkontakt (Anstarren, Fixieren)
- Äußerungen von Unzufriedenheit, Verweigerung der Kommunikation, Rückzug, Angst und Reizbarkeit
- Konzentrationsstörungen, ungeordnete Gedankengänge
- Wahnvorstellungen oder Halluzinationen mit gewalttätigem Inhalt
- Verbale oder körperliche Drohungen
- Auftreten von gleichen oder ähnlichen Verhaltensweisen, die früher gestörtem bzw. gewalttätigem Verhalten vorangingen
- Mitteilungen von Ärger oder aggressiven Gefühlen
- Versperren von Fluchtwegen

Risikofaktoren:

- Vorgeschichte hinsichtlich gestörten bzw. gewalttätigen Verhaltens
- Vorgeschichte von Substanzmissbrauch und/oder Alkoholmissbrauch
- Vorliegende Berichte (auch von anderen Einrichtungen) über frühere Vorfälle, bei denen der Patient Wut oder aggressive Gefühle gezeigt hat
- Frühere Äußerungen über den Wunsch bzw. die Absicht, anderen Schaden zuzufügen
- Belege für Entwurzelung bzw. fehlende soziale Einbindung
- Früherer Gebrauch von Waffen
- Früheres gefährliches impulsives Verhalten
- Leugnen von früheren, belegten gewalttätigem Verhalten
- Schwere früherer Verhaltensweisen
- Bekannte persönliche Auslösefaktoren
- Verbale Androhung von Gewalt

- Belege für großen, aktuellen Stress, insbesondere Verlust oder drohender Verlust
- Einer oder mehrere der vorgenannten Faktoren in Verbindung mit:
  - Grausamkeit gegen Tiere
  - Rücksichtsloses Fahrverhalten
  - Vorgeschichte hinsichtlich Bettnässens
  - Verlust eines Elternteils vor dem Alter von 8 Jahren

Klinische Faktoren, die in die Risikobewertung einbezogen werden müssen:

- Substanzmissbrauch und/oder Alkoholmissbrauch
- Medikamentenwirkungen und -nebenwirkungen (Enthemmung, Bewegungsunruhe (Akathisie))
- Aktive Symptome von Schizophrenie oder Manie, vor allem:
  - Wahnvorstellungen und Halluzinationen, die sich auf eine bestimmte Person beziehen
  - Imperative Stimmen
  - Präoccupation mit Gewaltphantasien
  - Kontrollwahn (besonders verbunden mit dem Thema Gewalt)
  - Aufgeregtsein, Erregungszustände, offene Feindseligkeit und Misstrauen
- Mangelnde Kooperation bei der vorgeschlagenen Behandlung
- Antisoziale, explosive oder impulsive Persönlichkeitszüge oder -störungen
- Organische Dysfunktionen

Situative Faktoren, die in die Risikobewertung einbezogen werden müssen:

- Ausmaß der sozialen Unterstützung/Absicherung
- Verfügbarkeit einer Waffe
- Beziehung mit einem möglichen Opfer (z.B. wenn in einer Beziehungsprobleme bekannt sind)
- Zugang zu einem möglichen Opfer
- Grenzen aufzeigen und setzen (z.B. wenn Mitarbeiter Grenzen bzgl. Aktivitäten oder Wahlmöglichkeiten setzen usw.)
- Grundhaltung der Mitarbeiter

Die wichtigsten Gesichtspunkte im Anamnesegespräch mit einem aggressiven Patienten hat Coid [41] wie folgt zusammengefasst:

- Seien Sie sich Ihrer eigenen Haltung und Einstellung immer bewusst. Voreingenommenheit kann das Gespräch nachteilig beeinflussen und sogar Gewalt fördernd wirken.
- Schätzen Sie die eigene Erfahrung und die eigenen Fachkenntnisse richtig ein. Überprüfen Sie, ob eine ausreichende Unterstützung vorhanden ist und ob die Umgebung Sicherheit bietet. Muss die Einrichtung des Büros/der Station geändert werden, damit ein Fluchtweg gewährleistet ist? Oder ist ein anderer Raum besser geeignet, z. B. weil sich dieser näher an den Räumen der anwesenden Kollegen befindet, oder weil dieser mit einem oder zwei gegenüber gelegenen Ein- und Ausgängen versehen ist? Müssen vorher erst eventuelle ‚Waffen' entfernt werden, wie z. B. Aschenbecher, Tassen oder heißer Kaffee? Ist es vielleicht erforderlich, dass ein zweiter Kollege an dem Gespräch teilnimmt? Wissen die anderen Kollegen, dass ein Gespräch mit einem möglicherweise aggressiven oder gewalttätigen Patienten stattfindet oder stattfinden wird?
- Wenn ein Hausbesuch vorgenommen wird, überprüfen Sie auch in diesem Fall die möglichen Risiken. Sorgen Sie dafür, dass die Kollegen vom Ort und von der Zeit des Gesprächs wissen, vor allem aber von dem Zeitpunkt, zu dem Sie zurück erwartet werden. Führen Sie nie ein Gespräch allein, wenn Sie sich dabei nicht sicher und wohl fühlen.
- Das Gespräch muss grundsätzlich nach dem oben vorgestellten 3-Phasen-Modell verlaufen: Einschätzung und für das Wohlbefinden und die Beruhigung des Patienten sorgen, Erfassen der Vorgeschichte und Beratung/Behandlung (Counseling), Bestimmung der Probleme und Abschluss. Seien Sie hierbei flexibel: Kürzen Sie das Gespräch bei Bedarf etwas ab, oder passen Sie Ihre Ziele entsprechend an.
- Versuchen Sie schon vorab, so viele Informationen wie möglich zu erhalten. Setzen Sie sich zuerst mit den anderen Fachkräften in Verbindung, wenn Sie genau wissen, dass diese über einschlägige Informationen verfügen. Beobachten Sie das Verhalten des Patienten genau und zwar schon bevor Sie den Patienten in das Besprechungszimmer herein lassen. Stellen Sie sich selbst höflich vor und machen Sie die Gründe klar, aufgrund derer das Gespräch stattfindet und verdeutlichen Sie dabei auch Ihre eigene Rolle.

- Seien Sie sich immer der eigenen körperlichen Haltung und Ausstrahlung bewusst, der Intensität des eigenen Augenkontakts und des Augenkontakts des Patienten. Leugnen Sie die eigene Angst und die eigenen Befürchtungen nicht, sondern benennen Sie diese und machen Sie diese damit zum Gegenstand der Besprechung (‚ansprechbar machen‘, ‚thematisieren‘). Nicht dargelegte Ängste können eine Indikation für mögliche Gefahren darstellen.
- Sobald Sie das Gefühl haben, das Gespräch nicht mehr im Griff zu haben, sollten Sie ernsthaft erwägen, das Gespräch abzubrechen.
- Wenn Sie das Gespräch zufriedenstellend abschließen konnten, fassen Sie die wesentlichen Inhalte kurz zusammen und stellen Sie noch einmal klar, welche Absprachen getroffen wurden. Stellen Sie noch einmal Ihre Sicht der Dinge dar, damit der Patient die Möglichkeit besitzt, Ihre Position/Haltung zu begreifen. Vermeiden Sie nach Möglichkeit Wiederholungen oder alles noch einmal Revue passieren zu lassen, insbesondere dann, wenn der Patient auf Sie einen agitierten Eindruck macht.
- Bleiben Sie in Ihren Erwartungen dessen, was in einem Anamnesegespräch erreichbar ist, zurückhaltend. Planen Sie deshalb bei Bedarf weitere Gespräche und andere Beobachtungsmöglichkeiten ein.

Wenn sich beim Anamnesegespräch herausstellt, dass eine oder mehrere Formen von aggressivem Verhalten bereits vorgekommen sind, empfiehlt es sich, die „HCR-20 Skala zur Bewertung des Gewaltrisikos – Version 2" *(HCR-20 Assessing Risk for Violence Scale – Version 2)* anzulegen [42]. Durch den Einsatz eines solchen Instruments kann die Gefahr des Auftretens von aggressivem Verhalten besser eingeschätzt werden. Neben 10 Faktoren bzgl. Vergangenheit werden auch 5 aktuelle klinische Faktoren berücksichtigt, sowie weitere 5 Faktoren, die das zukünftige Risikomanagement betreffen.

Um potenzielle Erscheinungen von aggressiv gewalttätigem Verhalten für die nächsten 24 Stunden einschätzen zu können, kann die von Almvik [43] entwickelte Brøset Gewalt-Checkliste (BVC) verwendet werden. Anhand einer Skala werden 6 Verhaltensweisen (verwirrt, reizbar, laut/lärmend, körperliche Bedrohung, verbale Drohung und Gewalt gegen Gegenstände) auf deren Vorhandensein seit der letzten Einschätzung hin überprüft. Durch den Summenscore wird dann das Risiko eines aggressiven Übergriffs bestimmt. Mit der Risikoerfassung wird direkt bei der Aufnahme begonnen. Sie wird dann über mehrere Tage hinweg fortgesetzt, wobei 2x täglich in der Schichtmitte eine kurze Einschätzung und Auswertung erfolgt.

Auswertung der Ergebnisse:

Ergebnis = 0	Ergebnis = 1–2	Ergebnis = >2
Das Gefahrenrisiko für Gewalt ist gering	Das Gefahrenrisiko für Gewalt ist vorhanden und präventive Maßnahmen müssen getroffen werden	Das Gefahrenrisiko für Gewalt ist groß und präventive Maßnahmen müssen getroffen werden. Zusätzlich muss abgesprochen werden, wie mit diesem Gefahrenpotenzial umgegangen werden soll

Abbildung 4.2: Mögliche Ergebnisse zur Einschätzung des Gewaltrisikos

Ein weiteres, neueres Instrument zur kurzfristigen Risikoeinschätzung stellt der *Short-Term Assessment of Risk and Treatability* (START) [61] dar. START wird im multidisziplinären Team anhand eines Manuals angewendet, wozu es ausführlicherer Kenntnis über den Patienten bedarf. Dieser klinische Leitfaden enthält 20 Items und ist für ein dynamisches Assessment ausgelegt. Es werden sieben Risikobereiche erfasst (Gewalt gegen andere, Suizidalität, Selbstverletzung, Selbstvernachlässigung, unerlaubtes Fernbleiben, Substanzmissbrauch und Opferrolle) und ebenfalls Stärken und Schwächen des Patienten eingeschätzt, zusammen mit fallspezifischen Risikofaktoren.

Wichtig ist hierbei vor allem, auch schon die ersten Anzeichen einer Verhaltensänderung und einer Anspannung beim Patienten zu erkennen und darauf unmittelbar mit dem Einsatz der in Abschnitt 4.1 beschriebenen Allgemeinen Ausgangspunkte für den Umgang mit der Aggression zu reagieren. Es ist immer vorteilhaft, den Patienten in einem frühen Erregungsstadium mit seinem Verhalten zu konfrontieren und es damit ansprechbar zu machen. Die von Almvik entwickelten Punkte stimmen weitgehend mit den von Steinert [44] und Richter [33] in ihrer Untersuchung festgestellten Anzeichen für eine mögliche Spannungszunahme bei Patienten und die Gefahr einer weiteren Eskalation in Richtung aggressives und gewalttätiges Verhalten überein [14]:

- Feindselige Grundstimmung mit einem deutlichen Unterton von Angst oder Missfallen (abweisende Haltung, Rückzug, gereizter Ton, Streit suchen, Ärgern)
- Anzeichen von psychomotorischer Agitation oder Spannung und innere Unruhe (geballte Fäuste, starrer Blick, Unbeherrschtheit, Kettenrauchen)
- Anzeichen einer verringerten Selbstkontrolle (bizarres, schnell wechselndes und in hohem Maß ambivalentes Verhalten)
- Verbale Androhungen von Gewalt (auch: Äußerungen von Ohnmacht und Wut, entwertende Bemerkungen)
- Körperliches Drohen und Beschädigen von Gegenständen
- Mangelnde Ansprechbarkeit und zunehmende Feindseligkeit als Reaktion auf Kontaktangebote von Mitarbeitern oder wichtigen Bezugspersonen (auch: absichtliches Missverstehen)
- Fehlende Möglichkeit für den betreffenden Patienten sich zurückzuziehen

Es ist hierbei auch festzuhalten, dass das vorgenannte Verhalten nicht immer auf direkte Weise klar und eindeutig wahrnehmbar, bestimmbar und damit einzuordnen ist. Es kann aber durchaus anderweitig erkannt werden, indem man sich an den Gefühlen orientiert, die dieses Verhalten bei anderen hervorruft und indem die Auswirkungen analysiert werden, die dieses bei anderen hinterlässt. Sobald Mitarbeiter bemerken, dass ein „nicht direkt wahrnehmbares Verhalten" dennoch viele Gefühle, Reaktionen und Gedanken erzeugt, kann dies selbst ein Anzeichen, ein Hinweis sein, insbesondere dann, wenn Mitarbeiter sich offensichtlich über das Verhalten ärgern, unsicher werden und einen starken Druck verspüren. Das ‚professionelle' intuitive Gefühl muss sehr ernst genommen werden, es kann auch sehr richtige Vorhersagen ermöglichen, wie die Untersuchungen von Abderhalden [43] und Needham [45] gezeigt haben.

Anmerkung zum Fallbeispiel 1
Auf der Grundlage der vorgenannten Anzeichen für eine mögliche Spannungszunahme beim Patienten und der Gefahr einer weiteren Eskalation in

Richtung aggressives und gewalttätiges Verhalten hätte das Personal der Notfallaufnahme schon in einem frühen Stadium einschätzen können, dass der Mann über kurz oder lang das Verhalten an den Tag legen würde, dessen erste Anzeichen sichtbar wurden und dass die Übergangsphase 1 der besprochenen Aggressionsphasen erreicht war. Später, bei der Behandlung von möglichen Interventionen, wird deutlich werden, dass in dieser Phase vielleicht eine Deeskalation statt einer weiteren Konfrontation besser gewesen wäre.

4.2   Diagnose

4.2.1   Einleitung

In Bezug auf die Pflegediagnostik ist es wichtig, nicht nur die Kennzeichen zu bestimmen, sondern auch den Kontext sowie die zugrunde liegenden ätiologischen Faktoren (die ursächlichen, zusammenhängenden und/oder beeinflussenden Faktoren). Dies ist erforderlich, um angeben zu können, auf welcher Grundlage (bestimmenden Kennzeichen oder Risikofaktoren) ein bestimmtes Gesundheitsproblem (Pflegediagnose) wirklich vorliegt oder entstehen kann. Es ist anzumerken, dass in den aktuellen Klassifizierungen der Pflegediagnostik ‚Aggression‘ gar nicht vorkommt. Eine Ausnahme ist hier nur bei Alexander, McFarland und Thomas [46] zu finden, wobei dort zwischen milder, mäßiger und schwerer Aggression und extremer Gewalt unterschieden wird. In demselben Werk werden auch die eventuell einer Aggression vorangehende Agitation und bizarres Verhalten von Hagerott [46] als Pflegediagnose beschrieben, sowie eine veränderte Impulskontrolle, ebenfalls von Alexander [46]. Weil es hier um Formen von Problemverhalten geht, muss man sich fragen, ob ein solches Verhalten nicht eher als Kennzeichen von Pflegediagnosen und/oder medizinisch-psychiatrischen Diagnosen aufgefasst werden muss. In diesem Sinn würde dies eine Bestätigung dafür darstellen, dass Aggression als solche nicht als Pflegediagnose in die bestehenden Klassifizierungen aufgenommen wurde, sondern nur als Risikodiagnose.

Medizinisch-psychiatrisch betrachtet werden Störungen in der Aggressions- und Impulssteuerung nach Tuinier [47] in den derzeit gängigen Klassifizierungssystemen vor allem in den Kategorien:

- antisoziale (DSM-IV) oder dissoziale (ICD-10) Persönlichkeitsstörung
- Borderline-(DSM-IV) oder emotional instabile (ICD-10) Persönlichkeitsstörung

aufgeführt, sowie in der Kategorie

- Störungen der Impulskontrolle.

Auch der Zusammenhang zwischen gewalttätigem, aggressivem Verhalten und psychischen Störungen ist komplex [32] und so bieten vielleicht die DSM-IV Achse-I- und II-Störungen eine erhöhte Wahrscheinlichkeit von aggressivem Verhalten im weitesten Sinne des Wortes: Schizophrenie, Stimmungsschwankungen durch Alkohol, von Alkoholmissbrauch und Substanzmissbrauch, Störungen der Impulskontrolle und schließlich der Persönlichkeitsstörungen.

Zur Formulierung eines diagnostischen Hauptkonzepts/Hauptsymptoms kann eine der 16 Aggressionsformen der POPAS-Skala verwendet oder eine Auswahl unter einer der Möglichkeiten getroffen werden, die die Internationale Klassifikation der Funktionsfähigkeit, Behinderung und Gesundheit (ICF) [48] bietet, oder eine andere bestehende Pflegeklassifikation wie z.B. die von NANDA [49] oder aber durch eine von Ihnen selbst vorgenommene und beschriebene Kategorisierung (Label). Dies kann durch Aussagen über die Intensität (Schwere), die Richtung (zunehmend – abnehmend), die Dauer und/oder die Häufigkeit (ICNP, 1999 – Frequenz) des Problems ergänzt werden, wobei hier die bestimmenden Kennzeichen und die beeinflussenden (ätiologischen) Faktoren und/oder Risikofaktoren hinzugefügt werden können.

4.2.2 Internationale Klassifikation der Funktionsfähigkeit, Behinderung und Gesundheit (ICF)

Eine Möglichkeit zur Formulierung von diagnostischen Aussagen beim Problemverhalten Aggression bietet die Internationale Klassifikation der Funktionsfähigkeit, Behinderung und Gesundheit (ICF). In der ICF werden die folgenden Begriffe für die Beschreibung und die Klassifizierung von Aggression verwendet:

A. **Keine, leichte, mittlere, schwere oder vollständige Störung der psychomotorischen Kontrolle, können auch zu psychomotorischer Erregung führen** (überschießendes Verhalten oder überschießende kognitive Aktivitäten, die im Allgemeinen unproduktiv sind und auf einer inneren Anspannung beruhen. Beispiele sind Klopfen mit den Füßen, ständiges Händereiben, agitiertes Verhalten und Ruhelosigkeit).

B. **Keine, leichte, mittlere, schwere oder vollständige Störung des angemessenen Verhaltens (Adäquatheit) und der Regulierung sowie Auftreten von Stimmungsschwankungen,** wie z. B. Gespanntheit, Labilität, emotionale Verflachung, Zorn, Ärger, Hass, Angst und Furcht.

C. **Patient hat keine, leichte, mittlere, schwere oder vollständige Einschränkungen/Teilnahmeprobleme in Bezug auf den Umgang mit Stress und andere mentale Anforderungen,** wie z. B. das Tragen von Verantwortung, den Umgang mit Stress, den Umgang mit Krisensituationen.

D. **Patient hat keine, leichte, mittlere, schwere oder vollständige Einschränkungen/Teilnahmeprobleme in Bezug auf grundlegende zwischenmenschliche Interaktionen,** wie z. B. Respekt und Wärme in Beziehungen, Wertschätzung in Beziehungen, Toleranz in Beziehungen, Kritik in Beziehungen, soziale Signale in Beziehungen und körperlicher Kontakt in Beziehungen.

E. **Patient hat keine, leichte, mittlere, schwere oder vollständige Einschränkungen/Teilnahmeprobleme in Bezug auf komplexe zwischenmenschliche Interaktionen,** wie z. B. die Aufnahme von Beziehungen, das Beenden von Beziehungen, Steuerung des Verhaltens in Gesellschaft, sich in Gesellschaft nach den sozialen Regeln verhalten und Wahren der sozialen Distanz.

Titel	Gefahr der Gewalttätigkeit gegenüber anderen
Definition:	Verhaltensweisen, mit denen ein Mensch demonstriert, dass er/sie andere körperlich, emotional und/oder sexuell schädigen kann.
Risikofaktoren:	<ul><li>Vorgeschichte von Gewalt gegen andere (z.b. jemand schlagen, stoßen, bespucken, kratzen, mit Gegenständen bewerfen, beißen, Androhen einer Vergewaltigung, Vollziehen einer Vergewaltigung, sexuelle Belästigung, auf jemand urinieren und/oder defäkieren)</li><li>Vorgeschichte von Gewalt durch Bedrohungen (z.b. verbale Drohungen in Bezug auf den Besitz anderer, verbale Drohungen gegen Personen, soziale Drohungen ausstoßen, Drohnachrichten und/oder - schreiben, Drohgebärden, sexuelle Bedrohungen)</li><li>Vorgeschichte von gewalttätigem antisozialen Verhalten (z.b. Stehlen, ständiges Borgen und nicht Zurückgeben, fortdauernd bestimmte Privilegien einfordern, ständig Zusammenkünfte stören, Verweigerung der Nahrungsaufnahme, Verweigerung der Einnahme von Medikamenten, Ignorieren oder Ablehnen von Anweisungen)</li><li>Vorgeschichte von indirekter Gewalt (z.b. Herunter- oder Abreißen von Kleidung, Gegenstände von der Wand reißen, Wände beschmieren, auf den Boden urinieren und/oder defäkieren, mit den Füßen trampeln, massive Wutanfälle, Herumrennen, Schreien, mit Gegenständen werfen, Fenster kaputt schlagen, mit den Türen knallen, sexuelle Annäherungen)</li><li>Andere Faktoren: neurologische Störungen (z.b. positives EEG, GAT oder MRI, Schädel-Hirn-Trauma, positive neurologische Befunde, Störungen, die mit plötzlichen Anfällen einhergehen)</li><li>Kognitive Störungen (Lernprobleme, Störungen des Kurzzeitgedächtnisses, verringerte intellektuelle Funktionen)</li><li>Vorgeschichte von Kindesmisshandlung</li><li>Vorgeschichte der Konfrontation mit Gewalt in der Familie</li><li>Grausamkeit an Tieren</li><li>Brandstiftung</li><li>Pränatale und perinatale Komplikationen und/oder Veränderungen</li><li>Vorgeschichte von Drogen- und/oder Alkoholmissbrauch</li><li>Pathologischer Rausch</li><li>Psychotische Symptome (z.b. Halluzinationen (auditiv, visuell, imperative Stimmen); paranoide Wahnvorstellungen; formale oder inhaltliche Denkstörungen)</li><li>Übertretungen von Verkehrsbestimmungen (z.b. regelmäßige Übertretungen der Verkehrsvorschriften, Nutzung von Kraftfahrzeugen, um Wut/Erregung abzukühlen)</li><li>Suizidales Verhalten</li><li>Impulsivität</li><li>Waffenbesitz oder Zugang zu Waffen</li><li>Körpersprache: gespannte Körperhaltung, geballte Fäuste und angespannte Kiefermuskulatur, erhöhte Aktivität, ruheloses Auf- und Abgehen, Atemlosigkeit und drohende Haltungen</li></ul>

50

Titel	Gefahr der Gewalttätigkeit gegen sich selbst
Definition:	Verhaltensweisen, mit denen ein Mensch demonstriert, dass er/sie sich selbst körperlich, emotional und/oder sexuell schädigen kann.
Risikofaktoren:	• Alter 15–19 und über 45 Jahre • Bürgerlicher Stand (nicht verheiratet, Witwer/Witwe, geschieden) • Arbeit (arbeitslos, kürzlich entlassen worden und/oder berufliches Scheitern) • Beruf (Leitungsfunktion, Eigentümer oder Besitzer eines Geschäfts, professionell und halbprofessionell ausgebildete Beschäftigte) • konfliktreiche zwischenmenschliche Beziehungen • Familiärer Hintergrund (chaotisch oder konfliktträchtig, Vorgeschichte von Suizid/en) • Sexuelle Präferenz (Bisexuell oder homosexuell, aktiv oder passiv) • Geistige Gesundheit (schwere Depression, Psychose, schwere Persönlichkeitsstörung, Drogen- oder Alkoholmissbrauch) • Körperliche Gesundheit (Hypochondrie, chronische oder tödliche Erkrankung) • Emotionaler Zustand (Mutlosigkeit, Verzweiflung, verstärkte Angst, Panik, Wut, Feindseligkeit) • Vorgeschichte von mehreren Suizidversuchen • Suizid als Idee erwägen und sich dies vorstellen (häufig, intensiv und anhaltend) • Suizidpläne (klar und spezifisch) • Letalität (Einsatzmöglichkeit und Zugänglichkeit von destruktiven Mitteln) • Persönlicher Hintergrund (wenig erreicht im Leben, wenig Einsicht, Affekte nicht vorhanden oder schlecht kontrolliert) • Sozialer Hintergrund (geringes Verständnis für andere, soziale Isolierung, nicht reagierende Familie) • Verbale Anzeichen (Sprechen über den Tod: „Ohne mich läuft es besser", Fragen/Verlangen nach tödlichen Dosen von Medikamenten) • Verhaltensauffälligkeiten (Schreiben von verzweifelten Liebesbriefen, wütende, zornige Äußerungen nach einer erlittenen Ablehnung, (achtlose) Weggabe von persönlichem Eigentum, Abschluss einer großen Lebensversicherung) • Personen mit auto-erotischen/auto-sexuellen Aktivitäten

Tabelle 4.2: Gefahr von Gewalt gegen sich selbst

Darüber hinaus können auch die folgenden NANDA Diagnosen bei der Einschätzung des Potenzials bzgl. Aggression, Gewalt und sexueller Belästigung hinzukommen:

- Suizidgefahr
- Risiko einer Selbstverletzung
- Vergewaltigungssyndrom
- Risiko eines Posttraumatischen Syndroms
- Posttraumatisches Syndrom

Auf der Grundlage der vorgenannten Risikofaktoren kann in Bezug auf Sally im Fall 2 festgestellt werden, dass es sich hierbei vermutlich um eine Gefahr von Gewalt handelt: gegen sich selbst, vielleicht auch eine weitere Suizidgefährdung, wobei im Fall Sally folgende zugehörige Risikofaktoren vorliegen: Sally entspricht der kritischen Altersgruppe, sie ist noch nicht verheiratet, sie ist in den Augen ihrer Eltern eine Versagerin, sie hat eine konfliktreiche persönliche Beziehung mit den Mitgliedern ihrer Familie, sie ist mutlos und verzweifelt, sie hat bereits einen Suizidversuch unternommen und sie kann sich nach wie vor vorstellen, dies wieder zu tun und sie vermittelt deutliche Signale in diese Richtung, sie hat nach eigener Einschätzung bisher im Leben nur wenig erreicht und sie glaubt nicht mehr, dass es andere gibt, die ihr helfen können.

4.3   Ziele und Ergebnisse

Pieters und Gerits [32] beschreiben im Kapitel über die verhaltenstherapeutische Behandlung von aggressivem Verhalten, dass das Ziel der Therapie darauf ausgerichtet sein muss, die Intensität, die Dauer und eventuell die Häufigkeit von Wut/Frustration zu beeinflussen und angepasste Ausdrucksformen zu stimulieren. In ambulanten und stationären Einrichtungen werden folgende Maßstäbe für die Ergebnisse angelegt: ‚Zahl der Wutanfälle oder Fälle von Aggression', ‚Rückfallquote' und ‚Zeigen eines verstärkt selbstsicheren Verhaltens'. Die Behandlungsziele in geschlossenen Einrichtungen sind oft auf die Verringerung von Wutanfällen und/oder aggressivem Verhalten in der Abteilung ausgelegt. Stärker patientenorientiert können aber auch spezifische Behandlungs- bzw. Pflegeziele für diese Patientengruppe festgelegt werden, wie z. B.:

- Verbesserung der Motivation des Patienten
- Lernen, Unterstützung anzufordern (Probleme sichtbar/deutlich machen)
- Erlernen von problemlösendem Verhalten
- Förderung der Selbstkontrolle
- Erkennen von emotionalen Reaktionen
- Einsicht erlangen
- Lernen, die emotionalen Folgen der eigenen Handlungen einzuschätzen
- Umstrukturierung der Umgebung des Patienten, um Gewalt zu vermeiden

Ein Hilfsmittel für die Festlegung von pflegerischen Behandlungsergebnissen ist die Pflegeergebnisklassifikation *(Nursing Outcomes Classification – NOC)*, an der seit 1992 an der Universität von Iowa, USA, gearbeitet wird [50]. Hier werden die pflegerischen Behandlungsergebnisse als variable und messbare Zustände, Verhaltensweisen oder Einsichten des Patienten beschrieben; und diese Ergebnisse werden anhand einer Reihe von ganz spezifischen Faktoren gemessen. Beispiel:

Beschreibung	Aggressionskontrolle
Definition:	Die Fähigkeit, offensives, gewalttätiges oder destruktives Verhalten gegenüber anderen zu kontrollieren.
Indikatoren:	• Erkennt den eigenen Zorn, Ärger • Erkennt die eigenen Frustrationen • Erkennt Situationen, die feindseliges Verhalten hervorrufen • Erkennt die eigene Verantwortung bei der Aggressionskontrolle • Erkennt die eigenen aggressiven Gefühle • Kann Alternativen zu aggressivem Verhalten einsetzen • Kann Alternativen zu verbalen Ausbrüchen einsetzen • Kommuniziert Gefühle auf angemessene Weise • Kommuniziert Wünsche auf angemessene Weise • Baut negative Gefühle auf angemessene Weise ab • Enthält sich verbaler Ausbrüche • Respektiert die persönlichen Räume anderer • Schlägt andere nicht mehr • Fügt anderen Personen keinen Schaden mehr zu

	• Fügt Tieren keinen Schaden mehr zu
	• Vergeht sich nicht mehr am Eigentum anderer
	• Kontrolliert seine Impulse
	• Verwendet körperliche ‚Ventile', um aufgestaute Energie zu regulieren
	• Verwendet spezielle Techniken, um Zorn/Verärgerung zu regulieren
	• Verwendet spezifische Techniken, um Frustration zu regulieren
	• Hält sich an die Vereinbarung, aggressives Verhalten nicht an den Tag zu legen
	• Kann sich auch ohne Aufsicht beherrschen

Tabelle 4.3: Beispiele für pflegerische Behandlungsergebnisse nach NOC

Darüber hinaus spielen auch die nachstehenden Pflegeergebnisse in Bezug auf die Bereiche Aggression, Gewalt und sexuelle Belästigung eine wichtige Rolle:

• Beherrschung der Neigung zur Selbstverletzung: Erlernte Vermeidung von absichtlich selbstverletzendem Verhalten
• Beherrschung der Neigung zur Misshandlung: Erlernte Selbstbeherrschung, durch die misshandelndes oder vernachlässigendes Verhalten gegen andere vermieden wird
• Beherrschung von suizidalen Neigungen: Erlernte Vermeidung von Suizid-drohungen und Suizidversuchen
• Beherrschung von Impulsen: Selbstbeherrschung an Stelle von Zwangs-handlungen oder impulsivem Verhalten
• Wiederherstellung nach Misshandlung, emotional, finanziell, körperlich und sexuell: Ausmaß der Heilung nach psychischer, finanzieller, physischer und sexueller Misshandlung
• Schutz gegen Misshandlung: Die Fähigkeit, sich selbst oder abhängige Drit-te gegen Misshandlung zu schützen
• Bekämpfung von Risiken: Alkoholkonsum
• Bekämpfung von Risiken: Drogenkonsum

- Erkennen von Risiken: Ein Verhalten, das Bedrohungen für das eigene Leben und die eigene Gesundheit wahrnimmt
- Lebenswille: Der Wille, die Entschlossenheit und die Willenskraft zum Überleben

Auf der Grundlage der vorstehenden Aufzählung können in Bezug auf den Fall 2 (Sally) vermutlich folgende Ergebnisziele festgehalten werden: (1) Beherrschung der suizidalen Neigungen, (2) Lebenswille und (3) Beherrschung von Impulsen.

4.4 Interventionen

4.4.1 Kommunikative und präventive Beeinflussungsstrategien bei drohender Aggression

Beim Umgang mit Aggression muss dem Phänomen der Kommunikation ganz allgemein große Aufmerksamkeit gewidmet werden, denn bei Aggression spielt die vorhandene oder nicht vorhandene Kommunikation eine wesentliche Rolle. Es ist mehr oder weniger die Aufgabe der Pflegekräfte, zu allen Zeiten und unter allen Gegebenheiten, bewusst, aktiv und fortwährend mit dem Patienten zu kommunizieren. So kann immer versucht werden, (gemeinsam mit dem Patienten) an einer Lösung des Konflikts oder des Problems zu arbeiten. Auch wenn eine ‚Heilung‘ in weiter Ferne liegt, so ist die aktive Vermeidung immer ein wichtiger erster Schritt. Wenn es gelungen ist, die Ursache zu finden, kann überlegt werden, welche geeigneten Schritte sich anbieten. Drohend aggressives Verhalten hängt häufig mit Ängsten zusammen und dies erfordert vor allem von den Pflegekräften besondere Geduld, Ruhe und Umsicht. Eine andere Option zur Vermeidung oder Verringerung der Angst ist das Anbieten von klar definierten Strukturen, wobei in der Folge dann eindeutige und fest umrissene ‚Vereinbarungen‘ (‚Verträge‘) über den erstrebten Umgang miteinander festgelegt werden. Hier ist es wichtig, dass diese Vereinbarungen von beiden Seiten voll eingehalten werden und ein konsequentes Verhalten gezeigt wird. In einigen (kritischen) Situationen kann es empfehlenswert sein, eine Art Pause (‚Atempause‘, ‚Time-Out‘) einzuplanen.

In Situationen, in denen die Sicherheit noch nicht unmittelbar gefährdet ist und in denen noch Spielräume für das Gespräch mit dem Patienten bestehen, in denen der Patient für den Kontakt noch offen ist, aber sein Verhalten bereits Erregung und Drohung ausstrahlt, ist präventive Beeinflussung angezeigt, damit zu einer gleichwertigen Gesprächsebene (und zu Vereinbarungen) mit dem Patienten zurückgekehrt werden kann. Es geht in diesem Stadium darum, mit dem Patienten Übereinstimmung über die Situation zu erzielen. Weil aggressivem Verhalten nicht immer Wut, Zorn oder Verärgerung und/oder zugrundeliegende Ängste vorangehen, ist es sinnvoll, so früh wie möglich herauszufinden, von wo und durch was die zugrundeliegenden Gefühle des drohenden Verhaltens beeinflusst wurden. Auf diese Weise kann die wahre Bedeutung des Verhaltens erkannt werden, mit anderen Worten: Dem Verhalten kann die richtige Attribution (Zuweisung) zugeordnet werden. Bei diesem Konzept liegt die Betonung auf Unterstützung und Hilfe anbieten, dem Patienten die Möglichkeit einzuräumen, seine Gefühle zu äußern und mit seiner Spannung, Angst, Wut oder Verärgerung umzugehen. Dazu können eine Reihe von Interventionen, also präventive Beeinflussungsstrategien eingesetzt werden.

Schuur [17] stellt dar, dass Selbstkontrolle in bedrohlichen Situationen das Leitmotiv für das Handeln sein muss. „Es geht hier darum, Selbstbeherrschung, Sicherheit und Klarheit ausstrahlen zu können und festzustellen, dass man in der Lage ist, einen klaren Kopf zu behalten und dass das Handeln nicht von einer Ladung ungebremster Emotionen diktiert wird. Das bedeutet aber nicht, dass die Pflegekraft ihre negativen Gefühle oder Ängste verstecken soll. Die Pflegekraft muss allerdings die eigenen Gefühle im Zaum halten können, die Kontrolle darf nicht verloren gehen. Dabei ist die Kommunikation, der Dialog mit dem Patienten, von größter Bedeutung. Zu diesem Dialog gehört mehr als nur die verbale Kommunikation. Es geht auch um die Positionen und um die Rollen in der Interaktion." Für die Interaktion ist es wichtig, dass das Verhalten der anderen Seite ‚benannt' und bei Bedarf auch kritisiert wird, dies aber immer so, dass die Person sich selbst nicht abgewiesen fühlt. Also wird nicht etwa gesagt: ‚Du bist schlecht.' Es muss hingehört werden, was der andere zu sagen hat und es muss vor allem versucht werden, die zugrunde liegenden Botschaften oder Hinweise zu erfassen. Anhand dieser indirekten Mitteilungen kann festgelegt werden, wie reagiert werden soll, um eine weitere Eskalation zu vermeiden und um der Situation die Bedrohlichkeit zu nehmen bzw. um die Bedrohlichkeit nachhaltig zu verringern. In diesem Zusammenhang (kommunikative und präventive Beeinflussungsstrategien bei drohender Aggression) wird sehr empfohlen, das Kapitel über ‚Selbstkontrolle – Umgang mit der Aggression bei der Interaktion' *(Zelfcontrole – hanteren van agressie in de interactie)* im Buch von Schuur genau durchzuarbeiten, insbesondere die Abschnitte über die Gesprächsführung bei drohenden Konflikten und bei Beschwerden und über die verbalen und non-verbalen Formen der Abwehr. Sich immer beherrschen können, Gegenübertragungsreaktionen bei Pflegenden und im Umgang mit aggressiven Patienten vermeiden zu können, ist deshalb von größter Bedeutung. Ein Umfeld mit Einrichtungen wie z. B. Supervision, Selbsttherapie, Intervisions- oder Konsultationsgruppen kann die Pflegekräfte hier nachhaltig unterstützen. Die Pflegekraft muss auch ihre eigenen Grenzen kennen lernen und sich dieser bei der Ausübung des Berufs immer bewusst sein.

In der Untersuchung von Broers und De Lange [18] wird beschrieben, dass die Haltung und die Interventionen vor allem darauf ausgerichtet sein müssen, dass es beim Streit keinen Verlierer gibt. Es muss vielmehr eine ‚Win-Win-Situation' entstehen, von der alle betroffenen Parteien nur profitieren können. Von den Autoren werden sechs unterschiedliche Arten der Begegnung unterschieden: eine geduldige Haltung, eine akzeptierende Haltung, eine transparente Haltung, eine neutrale Haltung, eine unerwartete Haltung und eine autoritäre Haltung. Ferner wird zwischen vier Beeinflussungsstrategien differenziert: offenes Gespräch, Verhandeln, Überzeugen und Erzwingen. Diese entsprechen den beschriebenen Stilen der Konfliktbehandlung: Vermeidungsverhalten, Suche nach Kompromissen, Suche nach Kompetenz und Streit, Anpassen und Suche nach echter Zusammenarbeit. Welcher Stil verwendet werden muss, ist nicht nur von der Person oder dem Charakter der Pflegekraft abhängig, sondern vor allem auch von den Gegebenheiten, mit denen diese konfrontiert wird. Unter bestimmten Umständen bietet sich eher eine ‚Flucht' an, während bei anderen Umständen die Auseinandersetzung durchaus angemessen ist, oder gar versucht werden sollte, die eigene Sache aktiv durchzusetzen oder gegebenenfalls sogar zu erzwingen. Bei beiden Reaktionen, bei der Vermeidung wie auch bei der Auseinandersetzung, soll aber immer eine ‚Win-Win-Situation' entstehen. Diese Möglichkeit ist nur dann ausgeschlossen, wenn keine Alternative mehr besteht und man sichergehen muss, dass man gewinnt und auch die damit verbundenen Störungen der Arbeitsbeziehung als unvermeidlichen Nachteil hinnehmen muss. Wie aber oben dargestellt, sollte im Gesundheitswesen immer die Win-Win-Strategie bevorzugt werden, ein Stil des Miteinanders, von dem beide Parteien nachhaltig profitieren. Hier ist ein sozial integrativer Stil des menschlichen Umgangs und der Zusammenarbeit mit dem Patienten erforderlich, bei dem der Patient als Patient und als Partner ernst genommen wird, der in seinem Sein und in seiner eigenen Entwicklung als autonomer Mensch in dieser Welt aktiv unterstützt wird.

Im Zusammenhang mit den von Broers und De Lange [18] beschriebenen Arbeitsbeziehungen kann die Entstehung oder die Vermeidung von Aggression wie folgt als Schema dargestellt werden:

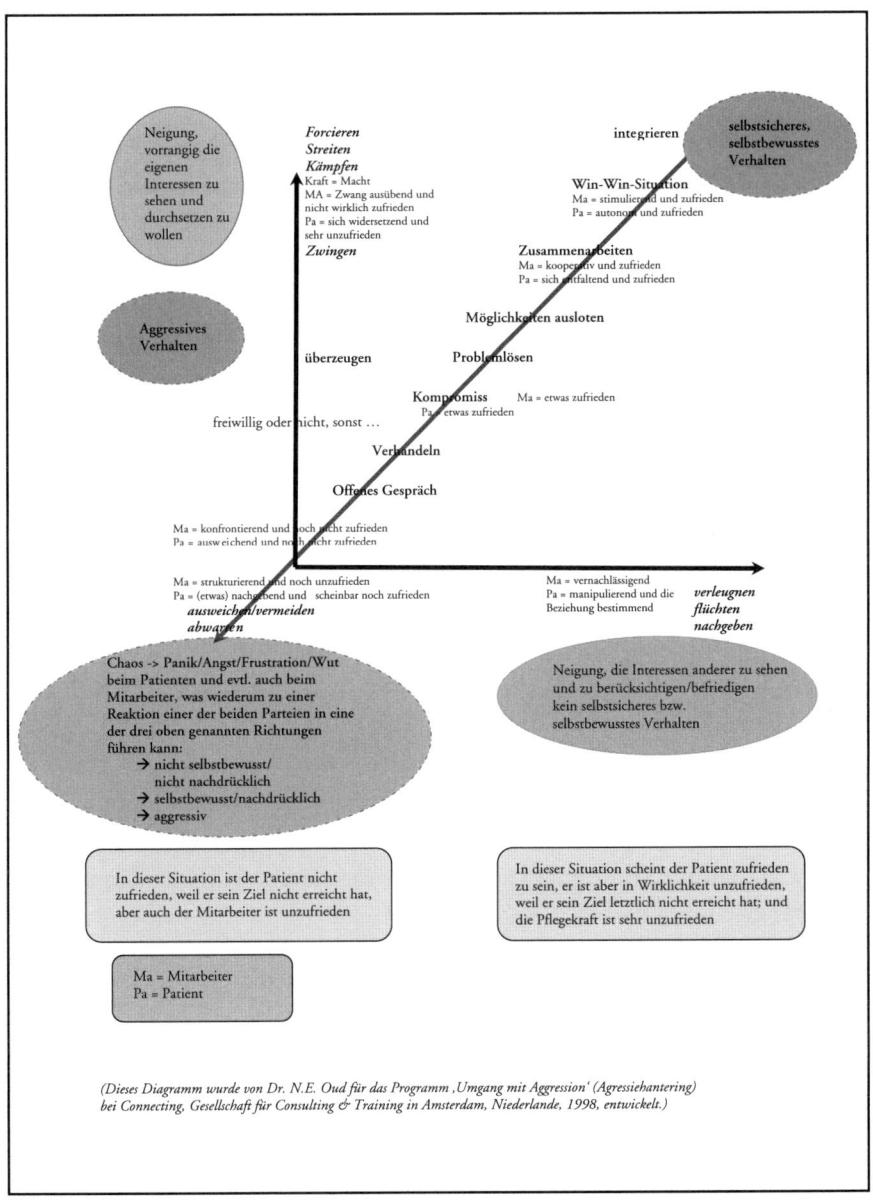

Abbildung 4.3: Flüchten – Kämpfen –Win-Win

4.4.2 Mögliche NIC Interventionen bei (drohender) Aggression

Ein besonders wertvolles Hilfsmittel bei der Zusammenstellung der Interventionen ist die Pflegeinterventionsklassifikation *(Nursing Interventions Classification – NIC)*, an denen seit 1987 an der Universität von Iowa, USA, gearbeitet wird. Hier werden derzeit 514 pflegerische Interventionen aufgeführt, unterteilt in 30 Klassen und 7 Bereiche (Domänen) [51]. Die gewünschten Behandlungsergebnisse und Interventionen werden nach einer spezifischen Pflegediagnose ausgewählt. Die Intervention muss darauf ausgerichtet sein, auf die beeinflussenden Faktoren oder die Risikofaktoren dieser Diagnose einzuwirken, um so den Gesundheitszustand des Patienten vorteilhaft zu verändern.

Die Pflegeinterventionsklassifikation umfasst standardisierte Interventionen. Die Bezeichnung *(Label)* und die Definition der Intervention sind Standardkomponenten der Intervention, sie können grundsätzlich nicht geändert werden. Unter dem Titel ‚Aktivitäten' finden sich bei jeder Intervention die wichtigsten Maßnahmen, die die Pflegekraft ausführen soll, wenn entschieden wurde, die entsprechende Intervention vorzunehmen. Bei den NANDA Pflegediagnosen „Gefahr der Gewalttätigkeit: gegen andere gerichtet", „Gefahr der Gewalttätigkeit: gegen sich selbst gerichtet" und „Suizidgefahr" werden unter anderem im Kontext mit aggressiven Verhaltens die folgenden in Frage kommenden Interventionen vorgeschlagen:

(rechte Seite) Tabelle 4.4: NIC Intervention: bei Gewalttätigkeit

Mögliche Interventionen bei Pflegediagnosen: Gefahr der Gewalttätigkeit gegen sich selbst und/oder andere

Intervention	Beschreibung
Anwesenheit	Für den Patienten bei Notfällen bereit stehen
Aktiv zuhören	Genau und intensiv zuhören und versuchen, die Bedeutung der verbalen und nonverbalen Botschaften des Patienten zu erfassen
Ablenkung	Die Aufmerksamkeit des Patienten bewusst auf etwas anderes lenken, um unerwünschte Emotionen zu verringern
Angstminderung	Aktive Begrenzung der Gefühle von Unruhe, Angst, Unglück oder Unbehagen, die von einer nicht spezifizierten Quelle, einer erwarteten Gefahr ausgehen
Fördern der Selbstsicherheit	Den Patienten in der Äußerung seiner Gefühle, Wünsche und Ideen auf effiziente Weise unterstützen, wobei gleichzeitig die Rechte anderer beachtet werden
Fördern der eigenen Verantwortlichkeit	Den Patienten dazu ermutigen, für das eigene Verhalten mehr Verantwortlichkeit zu übernehmen
Fördern der Selbsterkenntnis	Den Patienten bei der Analyse seiner Gedanken, seiner Gefühle, seiner Beweggründe und seines Verhaltens unterstützen
Krisenintervention	Therapeutische Behandlung und Beratung (Counseling) kurzfristig einsetzen, damit der Patient mit seiner Krise umgehen kann und damit er wieder auf ein vergleichbares Niveau wie vor der Krise oder auf ein besseres Niveau zurückgeführt werden kann
Fixieren	Anbringen, Kontrolle und Entfernen von Fixationsmitteln, die eingesetzt werden, um die Mobilität des Patienten zu begrenzen
Verhaltensmodifikation	Förderung von Änderungen des Verhaltens
Verhaltensregulierung	Dem Patienten dabei helfen, negative Gefühle unter Kontrolle zu halten
Gemeinsam Ziele aufstellen	Zusammen mit dem Patienten die Ziele der Behandlung erstellen, dabei Prioritäten bestimmen, einen Maßnahmenplan entwickeln, um diese Ziele zu realisieren und Zielkriterien festlegen, anhand dessen die Fortschritte beurteilt werden können
Grenzen aufzeigen und festlegen	Dem Patienten deutlich machen, welches Verhalten wünschenswert und akzeptabel ist
Beruhigungstechniken	Die beim Patienten in einer akuten psychischen Notsituation auftretenden Ängste verringern
Unterstützung beim Erlernen des Umgangs mit Ärger, Zorn und Wut	Dem Patienten helfen, seine Wut auf eine adaptive, nicht gewalttätige Weise zu äußern
Unterstützung bei der Selbständerung	Bestrebungen des Patienten unterstützen, damit er bestimmte, für ihn wichtige Ziele erreichen kann
Entspannungstherapie	Der Einsatz von Techniken, um den Patienten dabei zu unterstützen sich zu entspannen, damit Beschwerden und Erscheinungen wie Schmerz, Muskelverspannungen oder Ängste verringert werden

Aufbau einer therapeutischen Beziehung	Entwicklung einer therapeutischen Beziehung mit dem Patienten, der Schwierigkeiten im Umgang mit anderen Personen hat
Anpassung der Umgebung: Gewaltprävention	Überwachung und Anpassung der Umgebung, um die Gefahr von gewalttätigem Verhalten des Patienten gegen sich selbst, gegen andere oder gegen die Umgebung zu verringern
Regulierung der Stimmung	Für die Sicherheit sorgen und den Patienten stabilisieren, der in eine dysfunktionale Stimmung verfallen ist
Risikoeinschätzung	Analyse von potenziellen Risikofaktoren, Wahrnehmen von gesundheitlichen Risiken, Strategien zur Risikoverringerung für einen Patienten oder für eine Patientengruppe Priorität einräumen
Räumliche Beschränkungen	Die Mobilität des Patienten auf ein bestimmtes, begrenztes Gebiet beschränken, um damit die Sicherheit zu gewährleisten bzw. das Verhalten zu regulieren
Sedativa (Beruhigungsmittel)	Sedativa verabreichen, die Reaktion des Patienten überwachen und die erforderliche physiologische Unterstützung während einer diagnostischen oder therapeutischen Behandlung verleihen
Isolieren	Den Patienten in eine absolut sichere Umgebung absondern und unter strenger Aufsicht von Pflegekräften halten, um damit die Sicherheit zu gewährleisten bzw. das Verhalten zu regulieren
Abschluss einer ‚Behandlungsvereinbarung‘ (‚Vertrag‘)	Mit dem Patienten einen ‚Vertrag‘ aushandeln und abschließen, um eine bestimmte, gewünschte Änderung des Verhaltens durch die Form einer festen Vereinbarung zu bekräftigen
Aufsicht, Sicherheit	Zielgerichtet und anhaltend Daten und Informationen über den Patienten und sein Umfeld sammeln und auswerten, um so die Sicherheit des Patienten zu gewährleisten
Training der Impulskontrolle	Dem Patienten helfen, impulsives Verhalten unter Kontrolle zu bringen und zu halten, indem im sozialen Umfeld und bei den zwischenmenschlichen Kontakten Strategien zur Problemlösung praktiziert werden
Entweichen vorbeugen	Die Gefahr begrenzen, dass der Patient die Einrichtung ohne Erlaubnis verlässt, wobei er sich selbst und andere dadurch gefährdet

Auf der Grundlage der oben stehenden Aufschlüsselung können in Bezug auf den Fall 2 (Sally) z. B. die folgenden Interventionen ausgewählt werden: (1) Suizidprävention, (2) Krisenintervention, (3) Gemeinsam Ziele aufstellen, (4) Förderung der Selbstsicherheit, (5) Training der Impulsbeherrschung und (6) Risikobestimmung.

4.4.3 Konzepte zum Wahrnehmen und Erkennen

Eine Art der Intervention kann darin bestehen, zusammen mit dem Patienten „Konzepte zum Wahrnehmen und Erkennen" aufzustellen. Diese werden von Van der Werf [25] im Buch „Für weniger Aggression und Zwang in Psychiatrie – Konzepte zum Wahrnehmen und Erkennen" *(Signaleringsplannen – naar minder agressie en dwang in de psychiatrie)* beschrieben. In diesem Werk zeigen die Autoren, wie der Einsatz der individuellen Konzepte zum Wahrnehmen und Erkennen zu bemerkenswerten Ergebnissen führte. Die Zwangsaufnahmen waren so stark rückläufig, dass ein bestimmter Teil der geschlossenen Abteilung zu einer offenen Abteilung umgebaut werden konnte, die Alarm- und Überwachungsanlagen wurden entfernt, die Ausfallzeiten durch Krankheit gingen um zwei drittel zurück und freie Stellen auf der Abteilung konnten spürbar leichter besetzt werden. Das wichtigste Ziel beim Wahrnehmen und Erkennen besteht darin, den Einsatz von Zwangsmaßnahmen zurückzudrängen. Außerdem wird die Autonomie verbessert und die Bewegungsfreiheit erhöht, eine schwerwiegende und langfristige Einschränkung der Mobilität ist nicht mehr erforderlich. Das dritte Ziel ist, einen Rückfall in eine Psychose zu verhindern. Die Erstellung eines Konzepts zum Wahrnehmen und Erkennen dauert in der Regel 3–12 Wochen und sie beinhaltet folgende sieben Schritte:

1. Vorschlag, Konzepte zum Wahrnehmen und Erkennen auszuarbeiten (der ‚Plan')
2. Klärung von Missverständnissen
3. Interessen und Erwartungen verdeutlichen
4. Charakteristische Kennzeichen für die verschiedenen Phasen in der Problematik bestimmen
5. Wesentliche Punkte erfassen und auswählen
6. Die am besten geeigneten Maßnahmen bestimmen
7. Umsetzung in die Praxis und Auswertung

Mit der in diesem Buch beschriebenen Methode ist es möglich, gemeinsam mit dem Patienten Einsichten in dessen verwundbare Stellen und den Möglichkeiten damit zu leben, zu erhalten. Es wird allerdings vorausgesetzt, dass für die Erstellung des Plans die Qualität der Arbeitsbeziehung mit dem Patienten zumindest akzeptabel sein muss. Das Ausarbeiten des Plans kann aber auch umgekehrt die Arbeitsbeziehung verbessern.

Um Aggressionsvorfälle und den damit verbundenen Einsatz von Zwangsmaßnahmen zurückdrängen zu können, ist es nach Van der Werf [25] erforderlich, dass zwischen den Parteien neue Formen des Gesprächs und der Absprachen entwickelt werden. Der Ausgangspunkt muss hierbei im Erkennen und Benennen dessen liegen, was nach der Auffassung der beiden Parteien ‚anliegt‘, die strittigen Punkte müssen beim Namen genannt werden und die jeweiligen Interessen, Erwartungen, Gedanken, Gefühle, Grenzen und Wünsche müssen deutlich gemacht werden. Für diese Vorgehensweise wurden folgende sieben Kernpunkte entwickelt und vorgestellt:

1. Die Probleme von Aggression und Zwang sind als gemeinsame Probleme der Pflegekräfte (des Teams) und der Patienten anzusehen. Dies erfordert keinen übermäßigen Aufwand oder unverhältnismäßige Anstrengungen, es führt aber zu neuen Einsichten und relativ stabilen Ergebnissen, weil die gewählte Lösung von beiden Parteien getragen wird.

2. Es muss gemeinsam mit dem Patienten untersucht werden, warum dieser sich unangepasst oder aggressiv verhält und was die Motive für die pflegerische Intervention als Reaktion auf dieses Verhalten waren/sind. Auf diese Weise werden die jeweiligen Motive des Patienten und der Pflegekraft viel schneller deutlich, als wenn über diese Motive auf den Meetings des Teams spekuliert wird, bei denen der Patient und/oder die zuständige Pflegekraft nicht zugegen ist. (Also eine Klarstellung der jeweiligen Interessen, Erwartungen, Gedanken, Gefühle, Grenzen und Wünsche bei dem gezeigten Verhalten als Reaktion auf das Verhalten der anderen Seite.)

3. Der Weg aus der Sackgasse ist ein gemeinsames Ziel. Deshalb muss dieser auch zusammen deutlich und klar benannt werden. Auf diese Weise fällt es leichter, machbare Ziele zu entwickeln, festzulegen und umzusetzen. Wenn beide Parteien um das Interesse der jeweils anderen Seite an einem guten Ergebnis wissen, werden sie sich aktiver und nachhaltiger für eine zufriedenstellende Lösung einsetzen.

4. Der Patient muss als eine Person mit einer Störung oder einer Krankheit angesehen und auch so behandelt werden, nicht aber als eine geistesgestörte Person. Durch diese Voraussetzung ist es möglich, den Patienten über seine eigenen Vorstellungen zum bestmöglichen Umgang mit der Störung sowie über die Umstände, die es ihm erlauben, (mehr oder weniger gut) mit seiner Störung (dem aggressiven Verhalten) zu leben, zu befragen.

5. Behandeln und betrachten Sie den gestörten Patienten nicht als einen ‚wandelnden Hirnschaden‘ oder als einen aus dem Gleis geratenen Kontrollmechanismus oder als eine völlig abgedrehte Maschine, wo vor allem ein straffes Behandlungsprogramm zur Wiederherstellung erforderlich ist. Auf die beschriebene Weise können Sie mit dem Patienten ‚zusammenarbeiten‘, ihn wirksamer behandeln und begleiten und Sie können Ihr Augenmerk auf die wesentlichen Punkte richten, wie z. B. die Probleme, die den Patienten am stärksten beschäftigen und die ihn so reizbar und so angespannt machen.

6. Es muss untersucht werden, welche der Hausregeln dem Grundsatz ‚Alle sind gleich‘ zugrunde liegen. Diese Regeln sollten schnellstmöglich abgeschafft werden. Die Patienten sind eben nicht alle gleich und sie haben ein Recht darauf, dass diese Tatsache anerkannt wird. Die Überwachung der Einhaltung der Hausregeln kostet außerdem viel Zeit und Energie und diese Regeln sind eine der wichtigsten Ursachen für Aggression, die eigentlich leicht zu vermeiden wäre. Eine Untersuchung von Nijman (1995) in einem Akutpsychiatrischen Zentrum (APZ) hat gezeigt, dass fast ein Drittel aller Fälle von Aggression durch Streit über die Auslegung der Hausregeln entsteht.

7. Es muss gemeinsam mit dem Patienten untersucht werden, wie seine Lebensqualität verbessert werden kann, anstatt zu versuchen, den Patienten zu ‚verbessern‘. Dies erspart beiden Seiten, dem Team und dem Patienten, viel Zeit und Energie.

4.4.4 Freiräume bieten

In der Untersuchung von Broers und De Lange [18] wird in diesem Zusammenhang die Intervention ‚Freiräume bieten' empfohlen. Unter ‚Freiräume bieten' wird verstanden, dass dem Patienten die Gelegenheit gegeben wird, seine Emotionen zu äußern und seine Spannungen freizusetzen und dadurch abzubauen. Dies geschieht auf eine nicht-direktive Weise: stimulierend, unterstützend, beschützend, Bedingungen herstellend, den Wünschen des Patienten entgegenkommend und Absprachen und Regeln werden ‚weicher' ausgelegt. Als pflegerische Aktivitäten werden vorgeschlagen: Informationen erteilen und Auskunft geben, auf Spannungen eingehen, trösten, stützen, Ablenkungen anbieten, Ruhe empfehlen, Medikamente anbieten, Aufschübe gewähren und die Regeln an die Situation anpassen.

4.4.5 Deeskalationstechniken und -strategien bei drohender Aggression

4.4.5.1 Konfrontation
Wenn die Situation bedrohlicher wird und auch die Sicherheit stärker auf dem Spiel steht, ist es immer angesagt, eine weitere Eskalation zu verhindern. Bei der Intervention und der Strategie im Umgang mit dieser Situation müssen drei Faktoren beachtet werden und zwar: die Ursache, das Ziel oder die Richtung der Aggression und die Wahrscheinlichkeit einer weiteren Eskalation. Die Intervention beginnt mit dem Einnehmen einer sicheren Position und dem Halten von Abstand vom Patienten. Bestimmte vorsorgliche Maßnahmen müssen ergriffen werden, weil die (helfende) Pflegekraft mit den eigenen Gefühlen der Angst, der Unsicherheit und des Ungeschütztseins konfrontiert werden kann und weil gegebenenfalls eine Gegenübertragung vorliegt. Von der Pflegekraft wird eine professionelle Einstellung erwartet, wobei dem Patienten deutlich gemacht wird, dass sein Verhalten zurückgewiesen wird, der Person selbst aber mit Wärme und Empathie begegnet wird. Hier muss klargestellt werden, welches Verhalten erwünscht und welches unerwünscht ist und es müssen Grenzen aufgezeigt und festgelegt werden, wobei

freiheitsentziehende Maßnahmen noch nicht ergriffen werden. In dieser Lage ist es notwendig, zwischen Konfrontation und Deeskalation deutlich zu unterscheiden. Solange (noch) die Möglichkeit besteht, durch den vorhandenen Kontakt mit dem Patienten und durch eine positive Kommunikation Einfluss auf sein Verhalten zu nehmen und keine reale Gefahr vorhanden ist oder Gefühle, die eskalieren können, ist die Konfrontation noch möglich und die in Abschnitt 3.1 beschriebenen Allgemeinen Kommunikativen Ausgangspunkte können Anwendung finden. Denn bei der Konfrontation geht es doch darum, das unerwünschte Verhalten ‚ansprechbar‘ oder ‚besprechbar‘ zu machen und die Verantwortlichkeit dafür der anderen Seite zuzuweisen. Dies ist ein deutliches Signal der Pflegekraft um zu zeigen, dass er/sie nicht tatenlos oder ohnmächtig zusehen will und wird, dass die Situation nicht verleugnet wird, dass es kein Ausweichen und kein Hoffen darauf gibt, dass sich die Umstände/Konflikte von selbst lösen werden.

4.4.5.2 Deeskalation

Sobald aber eine Eskalation droht, muss die Strategie gewechselt werden und es ist nur noch Deeskalation angezeigt. Konfrontation und Deeskalation finden deshalb nie gleichzeitig statt, sie ‚gehen nicht zusammen‘. Deeskalation ist vor allem auf Beruhigung und auf das Begreifenwollen der aggressiven/emotionalen Person ausgerichtet, mit der Zielsetzung, die normale Kommunikation wieder zu ermöglichen, wobei das Hauptziel immer ist: Vermeidung jeder (weiteren) Eskalation. Deeskalation ist deshalb auch nicht auf die Lösung des vorhandenen Problems ausgelegt und eine entsprechende Argumentation zur Sache muss deshalb auch unterbleiben. Deeskalation ist die angemessene Strategie, wenn jemand ‚den Rubikon überschritten‘ hat und eine eskalierende Aggression unmittelbar zu erwarten wäre bzw. ist. In eskalierenden Situationen muss deshalb zuerst deeskalierend gearbeitet werden (weil der Erhalt des Kontakts mit der Gegenseite und die Vermeidung einer Eskalation eindeutig Vorrang haben); erst anschließend kann (gegebenenfalls) wieder konfrontiert werden, wobei hier deutlich gemacht werden muss, dass es sich bei der Konfrontation immer nur um eine Option, aber niemals um eine verbindlich vorgeschriebene Aktion handelt.

Bei einer Deeskalation soll die Pflegekraft so viel Ruhe wie möglich ausstrahlen und sich nicht abrupt verhalten oder bewegen. Das Territorium des Patienten wird eindeutig anerkannt, es wird ein ausreichend großer Abstand (von durchaus 5 oder mehr Metern) respektiert und die Autonomie des Patienten wird sehr ernst genommen. Bei der Kontaktaufnahme wird der Patient nicht nur ruhig und besonnen angesprochen, sondern es wird auch klar spürbar Augenkontakt aufgenommen, natürlich ohne Anstarren. Bei der Körperhaltung ist darauf zu achten, dass eine gleiche Höhe mit dem Patienten eingehalten wird (stehend → stehend; sitzend → sitzend und liegend → liegend). Der Patient wird seitlich in einem Winkel von ca. 90 Grad angesprochen, nie direkt von vorn (frontal). Die eigenen Gefühle werden reflektiert und erkannt, eventuell auch an den Patienten kommuniziert. Das Wesentliche ist aber, dem Patienten Verstehen, Empathie und Respekt zu zeigen und zu vermitteln. Durch aktives Zuhören wird den zugrundeliegenden Emotionen des Patienten ‚Raum gegeben‘, seine Gefühle werden anerkannt und es wird die Bereitschaft ausgestrahlt, gemeinsam nach Alternativen und zusammen nach Lösungen zu suchen, es wird Vertrauen gezeigt und Hoffnung gegeben. Argumentieren und Diskutieren ist jetzt nicht angesagt und eine persönliche Auseinandersetzung muss vermieden werden.

Die Grundregel ist: Zwar wird das unerwünschte Verhalten zurückgewiesen, aber nie die Person selbst. Es geht also darum, die Person zu beruhigen, wieder zu erreichen, Kontakt zu ihr herzustellen, indem das unerwünschte Verhalten benannt wird. Und hier wird immer aktiv in den Vordergrund gestellt, was die Person tun und lassen darf und weniger das, was sie nicht tun soll.

Wie bereits im Abschnitt 4.1 über die Anamnese (bereits) ausgeführt, wird aus dem oben Gesagten deutlich, dass die Beschäftigten in der Notfallhilfe im Fall 1 mit dieser Intervention der Deeskalation vielleicht die Möglichkeit gehabt hätten, den Mann erfolgreich zu beruhigen, dann wieder Kontakt aufzunehmen und auf diese Weise eine weitere Eskalation zu vermeiden.

4.4.5.3 Grenzen setzen und aufzeigen

In der Untersuchung von Broers und De Lange [18] wird in diesem Zusammenhang die Intervention ‚Grenzen setzen und aufzeigen' empfohlen. Hier wird dem Patienten klar (direktiv) aufgezeigt, welches Verhalten gewünscht und welches Verhalten unerwünscht ist. Als Pflegemaßnahmen werden vorgeschlagen: Klare Grenzen setzen, Konfrontieren, Warnen, Alternativen anbieten, Korrigieren, Verhalten positiv bewerten und Verweigerung/Ablehnung ernst nehmen. Grenzen setzen und aufzeigen ist auch eine Intervention, die in der NIC Klassifizierung der pflegerischen Interventionen (Nursing Interventions Classification – NIC) [51] näher beschrieben wird.

4.4.5.4 Freiheiten einschränken

Wenn eine Situation zu eskalieren droht, entsteht eine Lage, in der das Verhalten des Patienten mit Konsequenzen verbunden ist. Wenn der Patient sein Verhalten nicht aus eigenem Antrieb oder nach Aufforderung durch die Pflegekräfte ändert, zeichnet sich eine bedrohliche und unsichere Situation ab, in der freiheitsbeschränkende Maßnahmen ergriffen werden. Das Ziel ist hierbei, die Sicherheit der Umgebung (Abteilung) zu gewährleisten. Freiheitsbeschränkende Maßnahmen, eine der möglichen Konsequenzen, erfolgen in Notfallsituationen (Notwehr bzw. Nothilfe) auf Beschluss der zuständigen bzw. anwesenden Fachkraft, muss jedoch im Nachhinein durch eine ärztliche Anordnung abgesichert werden. Dauert eine solche Maßnahme über die Akutsituation hinaus länger an oder wird regelmäßig (wiederkehrend) eingesetzt, so ist dies ausschließlich aufgrund einer richterlichen Anordnung erlaubt.[4]

Wenn der Patient schließlich seinen Widerstand mehr oder weniger aufgibt, entsteht auch wieder Raum für die Aufnahme der Kommunikation und der gemeinsamen Suche nach einer Lösung des Konflikts bzw. des Problems.

---

4 Der Text des holländischen Orginals wurde entsprechend der deutschen Gesetzeslage angepaßt. Es ist anzumerken, dass alle freiheitsbeschränkenden Maßnahmen bei längerer bzw. regelmäßiger Anwendung der richterlichen Absicherung bedürfen, nicht nur Zwangsbehandlung wie Fixierung oder Zwangsmedikation.

Die Drohung einer möglichen Konfrontation mit körperlicher Aggression und die Angst davor können zunehmen, mit der möglichen Folge, dass die Bewältigung der normalen beruflichen Aufgaben blockiert wird. Gute körperliche Selbstschutztechniken bieten in diesen Situationen Schutz und Sicherheit. Es handelt sich hierbei um Techniken, die die Möglichkeit bieten, sich aus einer von anderen hervorgerufenen bedrohlichen Lage zu befreien. Dabei geht es hier nicht um die Technik der Selbstverteidigung, sondern um gewaltfreie Techniken, bei denen der Patient nicht Gefahr läuft, körperlich verletzt zu werden. Gleichzeitig gilt in dieser Lage natürlich immer, eine Auseinandersetzung nach Möglichkeit zu vermeiden. Es ist nicht gerade klug, in einer solchen Situation ,den Helden spielen' zu wollen. Für die Pflegekräfte, die regelmäßig mit Patienten arbeiten, bei denen ein erhöhtes Risiko von aggressivem Verhalten besteht, kann das Training in den vorgenannten Techniken von großer Bedeutung sein.

In der Untersuchung von Broers und De Lange [18] wird in diesem Zusammenhang die Intervention ,Freiheitsbeschränkende Maßnahmen' empfohlen. Bei dieser Intervention werden dem Patienten also bestimmte Freiheiten genommen. Als pflegerische Maßnahmen werden vorgeschlagen: auf der Abteilung bleiben müssen, festgelegtes Tagesprogramm, Zimmerprogramm aufstellen, ,Time-out', im Zimmer bleiben müssen, Absonderung in der Abteilung, vorübergehende Verlegung in einen anderen Bereich, Verlegung/Trennung, ständige Beobachtung und Erstellung eines Phasenprogramms.

4.4.5.5 *Mittel und Maßnahmen*

Wenn eine Situation, in der der Ausbruch von körperlicher Aggression vermutlich bevorsteht, aus dem Ruder zu laufen droht, müssen Maßnahmen ergriffen werden. In diesem Fall ist es nicht gelungen, den Patienten davon zu überzeugen, sein Verhalten anzupassen und der Patient ist nicht bereit, an einer Intervention bzw. einer Behandlung mitzuwirken, die die drohende Gefahr noch abwenden kann. Diese Gefahr oder Gefährdung, besteht für den Patienten selbst, für andere und für die allgemeine Sicherheit. Bei einer unerwartet auftretenden Gefahr, wenn der Patient für eine vernünftige Ansprache nicht mehr zugänglich ist und die Kontrolle über sich verloren hat, handelt es sich um eine Notsituation. Wenn solche Situationen absehbar sind, dann müssen die entsprechenden Maßnahmen (ggf. Zwangsbehandlung) bereits im Behandlungsplan festgelegt sein. Eine Zwangsbehandlung laut Behandlungsplan ist nur dann gestattet, wenn es gilt, schwere Gefahren vom Patienten selbst und von anderen abzuwenden. Wenn keine Zeit mehr vorhanden ist, den Behandlungsplan anzupassen, ist eine Notsituation gegeben. Hier können folgende Maßnahmen angewendet werden: Absonderung, Abtrennung, Fixierung und das Verabreichen von Medikamenten, Nahrung und/oder Flüssigkeit.

Der Patient kann diese Umstände als (strukturelle) Gegengewalt durch die Pflegekräfte erleben, was zu einer Beschädigung der Arbeitsbeziehung führen kann. Diese schwerwiegende Option wird nicht als etwas Selbstverständliches hingenommen, sondern als etwas Unvermeidliches betrachtet, weil alle anderen Möglichkeiten ausgeschöpft sind. In akuten Notfällen muss schnell gehandelt werden, dabei aber immer professionell, sicher und verantwortlich. Teamtechniken zur körperlichen Kontrolle von Patienten, wie sie z. B. von Connecting/Nico Oud [14] für das Training „Umgang mit Aggression" (Agressiehantering) entwickelt wurden, bieten die entsprechenden Möglichkeiten. Für Pflegekräfte, die regelmäßig mit Patienten mit gewalttätigem Verhalten arbeiten, kann das Training in den vorgenannten Techniken von großer Wichtigkeit sein.

4.4.5.6 ‚Auffangen‘ (Erstbetreuung) und Nachsorge

Schockierende Ereignisse und Erfahrungen können im Leben (und Wohlbefinden) des Menschen zu schweren Störungen führen. Wir sprechen von einem Schockerlebnis, wenn jemand etwas erlebt oder macht, das nicht zu seiner (bisherigen) Lebensgeschichte passt. Aggressions- und Gewaltereignisse können solche Schockerlebnisse darstellen. Nach Van Eijk und Mandemaker [36] werden die Folgen oft unterschätzt, weil sie nicht unmittelbar sichtbar oder ansprechbar sind. „Ein gutes erstes Auffangen und eine betreuende Begleitung nach einem Schockerlebnis und bei Bedarf eine Überweisung an einen Experten kann eine langfristige Arbeitsunfähigkeit vermeiden helfen. Die Führungskräfte spielen hierbei eine besonders wichtige Rolle. Denn sie müssen einschätzen lernen, ob ein Verarbeitungsprozess normal verläuft und welche weitere Nachsorge gegebenenfalls erforderlich ist. Eine gute Information der Beschäftigten über das Verhalten von Menschen mit einer traumatischen Erfahrung kann ebenfalls zu einem besseren Verarbeitungsprozess der Opfer beitragen." Aber auch das erste Auffangen und die Nachsorge durch Kollegen unmittelbar nach einem so schwerwiegenden Vorfall sind für die spätere gute und gesunde Verarbeitung von größter Wichtigkeit. Natürlich muss auch für die betroffenen Patienten ein solches erstes Auffangen und eine solche Nachsorge realisiert werden. Wenn eine Pflegekraft oder ein Patient Opfer von Aggression, Gewalt oder sexuellen Attacken geworden ist, ist es wichtig, dass die betroffene Person so schnell wie möglich ,aufgefangen' wird, dass die Sicherheit und die therapeutische Arbeitsbeziehung wiederhergestellt werden, und dass nach Möglichkeit eine ,Versöhnung' zwischen den beteiligten Parteien herbeigeführt wird. Gemeinsam muss hier an einer Sicherheitspolitik gearbeitet werden, die allen Beteiligten Schutz bietet: den Patienten und dem Personal, mit einem gut ausgearbeiteten ersten Auffangen und einer umfassenden Nachsorge nach einem aggressiven Übergriff.

4.4.5.7 *Übersicht über die Interventionen im Zusammenhang mit dem Verhalten und den Emotionen des Patienten*

Interventionen müssen abgestuft und angemessen erfolgen, orientiert an Situation und Verfassung von Patient, Mitarbeiter und Umgebung. Zur orientierenden Übersicht sind die oben beschriebenen Interventionen hier in der Zusammenschau aufgeführt.

(rechte Seite) Abbildung 4.5: Übersicht über die Interventionen im Zusammenhang mit dem Verhalten und den Emotionen des Patienten

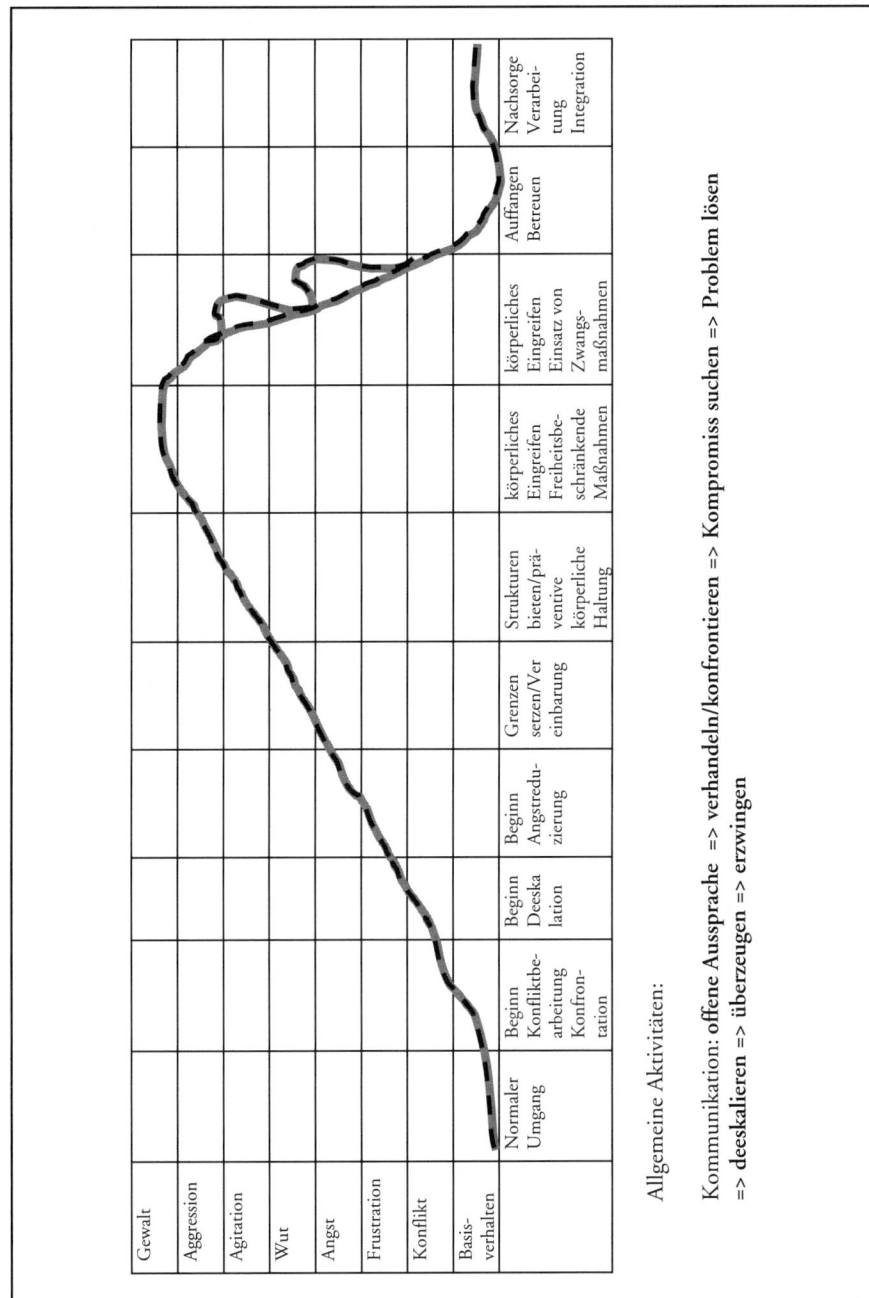

Allgemeine Aktivitäten:

Kommunikation: **offene Aussprache** => **verhandeln/konfrontieren** => **Kompromiss suchen** => **Problem lösen** => **deeskalieren** => **überzeugen** => **erzwingen**

Beobachten Wahrnehmen Attribution Interpretation Zuhören Begleiten Unterstützen Fragen Feedback	(Frei-) Räume bieten	Verhandeln	Angstreduzierung	Grenzen aufzeigen und setzen	Freiheiten einschränken
	• Tagesprogramm • therapeutisches Gespräch • Beratung/Hilfe • Trösten • Stützen • Ruhe empfehlen • Medikation • Ablenkung • Erklärungen anbieten • auf Spannungen eingehen	• Informationen gewinnen • für Alternativen offen sein • entschlossen auftreten • nach gemeinsamen Interessen suchen • für ein gutes Klima sorgen • Verständnis zeigen • auf Verhalten konzentrieren • Positionen deutlich machen • Kompromisse vorschlagen • Gesichtsverlust beider Seiten vermeiden • Respekt zeigen	• Meditation • nach der Ursache der Spannungen suchen • Entspannungsübungen • Probleme mutig ansprechen • selbst immer ruhig bleiben • Verständnis zeigen • Gefühle bestätigen beruhigen	• Grenzen aufzeigen • konfrontieren • warnen • Alternativen anbieten • Korrektur • positives Verhalten bestätigen • auf Verantwortlichkeiten hinweisen • korrekt sein, sich kurz fassen	• auf der Abteilung bleiben müssen • Tagesprogramm • Zimmerprogramm • Time-Out auf dem Zimmer anordnen • Von der Abteilung abtrennen/absondern • Verlegung • Phasenprogramm • andere Beschränkungen Maßnahmen und Mittel Zwangsmaßnahmen • Absonderung • Trennung • Fixation • Medikation • Ernährung

Abbildung 4.5: Übersicht über die Interventionen im Zusammenhang mit dem Verhalten und den Emotionen des Patienten

(Dieses Diagramm wurde von Dr. N.E. Oud für das Programm 'Umgang mit Aggression' Agressiehantering bei Connecting, Gesellschaft für Consulting & Training in Amsterdam, Niederlande, 1998, entwickelt.)

4.4.6 Interventionen im Zusammenhang mit sexueller Belästigung in der Krankenpflege

Sexuelle Belästigung (auch: sexuelle Übergriffe) kann als das Erleben von unerwünschter, sexuell gefärbter Aufmerksamkeit beschrieben werden, die verbaler, non-verbaler oder körperlicher Art sein kann. Nach Mathilde Bos [7] ist es für die vom Patienten belästigte Pflegekraft besonders schwierig und unangenehm, sich hier zur Wehr zu setzen. Denn der Patient steht immer im Mittelpunkt aller Aktivitäten und er ist gleichzeitig in der Position eines Abhängigen. Deshalb ist es sehr unangenehm und heikel, ihn dazu zu bringen, sein Verhalten einzustellen. Im Rahmen dieses Büchleins über Aggression kann nicht weiter auf diese Problematik eingegangen werden, wir empfehlen dem Leser aber die Lektüre von „Sexuelle Belästigung in der Krankenpflege" *(Seksuele intimidatie in de zorg)* von Mathilde Bos aus der Reihe „Pflegerische Praxis" *(Verpleegkundige Praktijk)*. In diesem Buch wird näher erläutert, was man tun kann, wenn der Patient ein grenzüberschreitendes Verhalten zeigt, aber vor allem auch, was man nicht tun darf. Das Buch liefert viele wichtige Hintergrundinformationen und es bietet praktische Ratschläge.

4.4.7 Training der Aggressionsverlagerung *(Aggression Replacement Training – ART)*

Das Training der Aggressionsverlagerung *(Aggression Replacement Training – ART)* stellt eine effiziente Methode dar, um aggressives Verhalten bei Patienten zu verringern. Dieses Konzept wurde in den 80er Jahren von Arnold Goldstein und Barry Glick in den USA entwickelt. Die Methode umfasst drei Teilelemente: Fähigkeiten verbessern *(Skillstreaming)*, Beherrschungstraining von Zorn und Wut *(Anger Control Training)* und das Training der Moralischen Begründung/Rationalisierung *(Moral Reasoning Training)*.

Zu ‚Fähigkeiten verbessern‘ *(Skillstreaming)* gehört das Erlernen von spezifischen Fähigkeiten, um unbeherrschtes destruktives Verhalten durch konstruktives, sozial angemessenes Verhalten ersetzen zu können.

Das Beherrschungstraining von Zorn und Wut *(Anger Control Training)* ist auf das Erkennen der folgenden Sequenz ausgerichtet: Vorgeschichte mit Vorfällen → gezeigtes Verhalten → Folgen dieses Verhaltens. Auf diese Weise können die Auslöser *(Trigger)* von Zorn und Wut identifiziert werden und es kann gelernt werden, diese Ausbrüche zu beherrschen.

Das Training der Moralischen Begründung/Rationalisierung *(Moral Reasoning Training)* widmet sich insbesondere dem Erlernen von sozial verantwortlichem Denken, Begründen und Handeln. Dies wird durch ein Selbstlerntraining erreicht, das vom gemeinsamen und individuellen sozialen Lösen von Problemen, dem Training der Fähigkeiten und Meetings zum Treffen von sozial orientierten Entscheidungen innerhalb der eigenen Patientengruppe begleitet wird. Für weitere Informationen über dieses Konzept wird auf das Buch „Neue Perspektiven des Trainings der Aggressionsverlagerung – in der Praxis und in der theoretischen und angewandten Forschung" *(New perspectives on aggression replacement training – practice, research, and application)* der Herausgeber A.P. Goldstein, Rune Nensen, Bengt Daleflod und Mikael Kalt [52] verwiesen.

5. Spezielle Patientengruppen und Settings

5.1 Lernbehinderte Menschen

Bei dieser sehr heterogenen Gruppe handelt es sich um Patienten/Bewohner/ Besucher von Tageszentren, Heimen mit Familienersatz-Charakter und eine Reihe von stationären, teilweise geschlossenen Einrichtungen.

Van Gemert [53] geht davon aus, dass Aggression bei Lernbehinderten in erster Linie ein Problem der Erziehung ist. Das Problem liegt dabei nicht ausschließlich bei den Behinderten, den Begleitern oder bei anderen Beteiligten. Es handelt sich um ein Thema der Interaktion, mit dem umgegangen werden muss. Weg [54] gibt in Bezug auf lernbehinderte Menschen folgende Ursachen zu bedenken: Mangel an Aufmerksamkeit, Überlastung, Mangel an grundlegender Sicherheit, Alter, Spannungen, Druck, körperlicher Kontakt und Leben in einer Gruppe. Insbesondere das intellektuelle Niveau Lernbehinderter hat großen Einfluss auf die jeweiligen Möglichkeiten sich auszudrücken und zu kommunizieren. Nach Van Gemert besteht das Hauptproblem der Pflege- und Betreuungskräfte für lernbehinderte Menschen in der fehlenden Vorhersagbarkeit von problematischem Verhalten. So kann innerhalb von Sekunden ein abrupter Wechsel von angenehmem Umgang zu einer bedrohlichen Situation stattfinden, die sich nicht mehr bewältigen lässt. Das Verhalten von Lernbehinderten kann in verschiedenen Situationen enorm unterschiedlich sein, dies ist in hohem Maß von den Kontaktpersonen bzw. von dem im gegebenen Moment bestehenden Umfeld abhängig. Das Konzept für den Umgang muss rational sein, bevorzugt eine pädagogische Methode. Denn nur auf diese Weise wird ein Gegengewicht gegen die ‚krank machenden' Strukturen entwickelt, in denen geistig behinderte Menschen oft leben müssen. Aggression kann unter diesem Blickwinkel auch als ein positives Element betrachtet werden, eine Art und Weise, mit der Lernbehinderte sich gegen ein System zur Wehr setzen, das häufig genug nur ‚Anpassung' fordert. Der Umgang mit Lernbehinderten mit (schweren) Verhaltensproblemen, wie z. B. aggressives und gewalttätiges und/oder sexuell grenzüberschreitendes Verhalten, stellt nach Kars [55] entsprechend hohe Anforderungen an die Gruppenleiter und die Pflege- und Betreuungskräfte, die mit der Pflege von geistig behinderten Menschen betraut sind. Gerade die Betreuung von Menschen, bei der man sich oft sehr stark engagiert und betroffen fühlt, verlangt ständig die Vertiefung und das Hinterfragen der eigenen menschlichen und professionellen Werte und Normen sowie das Erkennen der eigenen und der gegenseitigen Verletzbarkeit. Es handelt sich hierbei um die Probleme der immer vorhandenen Bedrohung der körperlichen Integrität, der emotionalen Sicherheit, des Selbstwertgefühls, der Strukturen im eigenen Leben, des sich irgendwo „Geborgen- bzw. Zuhausefühlens", der eigenen Position innerhalb der Gesellschaft, der täglichen Aufgaben und der inneren Zufriedenheit. Die Pflegekräfte in der Betreuung von geistig Behinderten sollten deshalb regelmäßig das Gespräch miteinander suchen und die eigene Rolle beim Entstehen und Auftreten von (schweren) Verhaltensproblemen, wie z. B. aggressivem und gewalttätigem und/oder sexuell grenzüberschreitendem Verhalten, immer kritisch reflektieren.

5.2   Kinder

Umgang mit der Aggression und Abstimmen von Methoden und Techniken auf das Lebensalter und die Art von Kindern in Kinder- und Jugendeinrichtungen[5]

Schimpfen, schlagen, schubsen, beißen: Das sind nur einige der vielfältigen Formen der Aggression, auf die man treffen kann, wenn man professionell mit Kindern arbeitet. Aggression, die manchmal unerwartet heftig sein kann und nicht vorhersehbar ist, oder die sich durch eine Atmosphäre ankündigt hat, die schon seit längerer Zeit schwelend und drohend ist, bei der etwas ‚in der Luft liegt'. Eskalationen, die nicht immer voraussagbar sind, bei denen aber schnell und unmittelbar gehandelt werden muss, natürlich dennoch ange-

---

5 Dieser Abschnitt (Niederländischer Titel: Agressiehantering en het afstemmen van methoden en technieken op leeftijd en aard van kinderen in Kinder- en Jeugdinstellingen) ist die gekürzte Fassung eines Artikels zu diesem Thema von Dr. Y.M. van Engelen und H.W. Fleury, aus einer Zusammenstellung von Vorträgen bei den im Jahr 2000 von Connecting, Gesellschaft für Consulting und Training, veranstalteten ‚Studientagen zum Umgang mit der Aggression' (Studiedagen agressiehantering).

messen und für alle Beteiligten so sicher wie möglich. Ob es nun ein 5-Jähriger ist, der uns vor das Schienbein tritt, eine 11-Jährige, die uns ins Gesicht spuckt oder ein 14-Jähriger, der uns anschreit oder bedroht: Das Verhalten überschreitet Grenzen, aber wir müssen damit leben und klarkommen.

Natürlich verlangt die Problematik innerhalb dieses Arbeitsbereichs den Beschäftigten in den Einrichtungen alles ab, es wird eine immer höhere Professionalität erwartet. Und dies gilt nicht zuletzt auch für den Umgang mit aggressivem Verhalten. Die Frage ist hier, ob alle Beschäftigten sich in beruflicher Hinsicht adäquat ausgebildet und vorbereitet fühlen, um im Fall einer (drohenden) Eskalation mit aggressivem und gewalttätigem Verhalten angemessen reagieren zu können. Leider erlebt man hier Lücken bei den Kenntnissen und Fähigkeiten, unter anderem auf dem Gebiet der Kommunikation und dem körperlichen Handeln, wenn Fälle von Gewalt vorliegen. Es steht auch oft nur unzureichendes theoretisches Referenzmaterial zur Verfügung, um dem aggressiven Verhalten mit einer klaren Vision begegnen zu können. Der Ausgangspunkt ‚Patienten und Pflegekräften möglichst keine Schäden erleiden lassen' kann in der Praxis deshalb häufig nicht umgesetzt werden. Außerdem wird in den diversen Formen der beruflichen Fortbildung dem Thema Aggression nur wenig und unzureichende Aufmerksamkeit gewidmet, dies betrifft vor allem die eigene Haltung/Einstellung und die (interdisziplinäre und multidisziplinäre) Zusammenarbeit. Die Beschäftigten geben deshalb regelmäßig an, bei der Bewältigung von Aggressionsereignissen am Arbeitsplatz nur wenig Unterstützung zu erfahren. Glücklicherweise hat sich hier einiges geändert: Aggression am Arbeitsplatz wird in den letzten Jahren immer stärker als Problem erkannt und anerkannt. Aber eine Antwort in Form einer übergreifenden Sicherheitspolitik ist leider noch relativ selten anzutreffen.

Um die Bedeutung von aggressivem Verhalten bei Kindern einschätzen zu können, müssen wir das Verhalten im Zusammenhang mit der entsprechenden Entwicklungsstufe des Kindes betrachten. Jede Entwicklungsstufe (Phase) zeigt eine eigene psychosoziale Orientierung, sie besitzt ihre eigenen kennzeichnenden Aspekte, die wir berücksichtigen müssen, wenn wir aggressives Verhalten auf seine Bedeutung hin und im Kontext beurteilen wollen.

In ihrer sozial-emotionalen Entwicklung eignen sich Kinder in der Regel ein immer breiter ausgelegtes und differenziertes Repertoire an Verhaltensformen an. Kinder befinden sich stärker als Erwachsene in einer Situation des (ständigen) Lernens und Entwickelns. Sie lernen, sich immer stärker und besser zu beherrschen und zwar auch bei Gegebenheiten, die als unangenehm oder frustrierend erlebt werden. Kleinkinder haben entsprechend weniger Verhaltensalternativen im Repertoire und sie verfügen nur über unzureichende Möglichkeiten der Steuerung und Regulierung des eigenen Verhaltens, um allen sozialen Konstellationen adäquat begegnen zu können. Aus dieser Ohnmacht heraus werden sie verhältnismäßig stärker dazu neigen, mit aggressivem Verhalten zu reagieren. Sie werden sich eher ‚überrollt‘ fühlen und sie können sich dann entsprechend schlechter beherrschen. Wir müssen bei der Beurteilung von aggressivem Verhalten die spezifische Entwicklungsstufe (Phase) berücksichtigen. Es ist ein bedeutender Unterschied, ob wir es mit einem Kleinkind zu tun haben, das schlägt, oder mit einem/einer 8-Jährigen. Für normal entwickelte Kinder gilt, dass Kleinkinder viel häufiger und viel stärker ein aggressives Verhalten an den Tag legen als ältere Kinder, die bereits eine andere psychosoziale Orientierung entwickelt und erworben haben und die sich viel stärker an die Beurteilung von gut und böse ihrer Eltern halten oder an die Beurteilung von für sie wichtigen Drittpersonen. In der Latenzperiode (6–10 Jahre) nimmt die Aggression immer weiter ab. Aggressive Gefühle und Äußerungen steigen dann wieder während der prä-pubertären Unruhephase (ab ca. 11 Jahre) an und sie erreichen einen Höhepunkt mit den heftigen Gefühlen der ‚Zeit des Sturms und Drangs‘ während der Pubertät.

Obwohl die normale Entwicklung von Kindern über die Jahre durchaus sprunghaft und wechselhaft verlaufen kann, z. B. bei der Heftigkeit der aggressiven Gefühle, nimmt bei den Kindern die Beherrschung des Verhaltens mit der Zeit ständig zu und dadurch wird die Art und Weise verändert, in der sich Aggression äußert, denn es wird zunehmend die Existenz anderer Personen berücksichtigt. Wie dieser Prozess sich im Detail entwickelt, ist ein Ergebnis der Umstände, von Lernerfahrungen und des Reifeprozesses. Die zunehmende Beherrschung ist also keine Selbstverständlichkeit, die allein dem

Reifeprozess überlassen werden kann. Kinder brauchen unter anderem Unterstützung beim Erlernen des Umgangs mit den eigenen aggressiven Gefühlen. Die Ansicht, dass Aggression immer ausgelebt werden muss, so als ob ‚Dampf aus dem Kessel' abgelassen werden muss, ist schlichtweg falsch. Natürlich ist es gut und notwendig, dass Kinder sich austoben können, aber es muss sicherlich nicht für jede Form der Aggression ein Überdruckventil vorhanden sein oder angeboten werden. Untersuchungen haben gezeigt, dass das Angebot des ‚Dampfablassens' keine Garantie dafür bietet, dass die Regulierung und Kanalisierung der eigenen Aggression auch wirklich erlernt wird. Es ist von grundlegender Bedeutung, dass Kinder bei einem normalen Verlauf der Entwicklung lernen, ihre Aggression bereits in einem frühen Stadium dosieren zu lernen. Dabei ist das Austragen einer Auseinandersetzung (das Streiten) ein wichtiger Bestandteil der Entwicklung. Nur durch den Willen und das Vermögen, einen Konflikt aufgreifen und eine Auseinandersetzung führen zu können, können Kinder die Grenzen zwischen sich selbst und den anderen erkennen lernen und erleben und erfahren, wie man friedlich miteinander auskommt, ohne dass man dabei die eigenen Interessen vernachlässigt oder unterdrückt. So können die Kinder erlernen, wie sie Grenzen setzen dürfen und sollen, wie sie sich selbst positionieren können und nicht Gefahr laufen, unter die ‚Räder zu geraten', wie sie Stellung beziehen können, ohne andere dabei zu ‚überrollen' und wie sie ihr Missfallen vorbringen und sichtbar machen können; wobei alle diese Äußerungen mit Respekt verbunden sind und die Integrität und die Grenzen der anderen berücksichtigen.

5.3   Menschen in der Geriatrie

Im Rahmen der gegebenen Problemstellung dieses Artikels wird insbesondere im Zusammenhang mit den geriatrischen Patienten auf Teil 2 „Verhaltensprobleme" *(Gedragsproblemen)* in der Themenedition „Perspektiven der Geriatrischen Pflege" *(Geriatrische zorg in perspectief)* in „Pflegerische Perspektive 2000" *(Verpleegkundig Perspectief 2000)* [56] verwiesen. Hier werden verschiedene Verhaltensprobleme und Strategien zu ihrer Lösung behandelt. Bei geriatrischen Patienten auftretende Verhaltensabweichungen wie Gewalt, verbale Ausfälle, aggressives Verhalten auf einer geriatrischen Abteilung, unangepasstes sexuelles Verhalten und die bei der Alzheimer-Krankheit vorkommende Hypersexualität werden behandelt. Außerdem werden einzelne Strategien zur Prävention von störendem Verhalten beim Duschen von kognitiv gestörten Pflegeheimbewohnern sowie der Toilettengang, eine biologische und verhaltenstechnische Herausforderung bei der Versorgung von Alzheimer-Patienten, besprochen.

Ein weiteres sehr informatives Buch ist die deutschsprachige Ausgabe „Fallgeschichten Gewalt – Anfänge erkennen und Alternativen entwickeln", das von der Arbeitsgruppe ‚Gewalt und Alter' der Schweizerischen Gesellschaft für Gerontologie [57] verfasst wurde. Hier wird anhand von Fällen aus der Praxis die Bedeutung der Gewalt bei Älteren erläutert, es werden eine Reihe von Situationen beschrieben, die gewaltfördernd wirken und es werden Modelle zur Erklärung, die Definition und die Methodik dieser Problematik bei Älteren behandelt.

5.4   Aggression im Krankenhaus

Im Rahmen der vorliegenden Problemstellung dieses Abschnitts wird insbesondere im Zusammenhang mit Aggression im Krankenhaus auf das kürzlich erschienene Buch „Aggression im Krankenhaus – Ethische Perspektiven der Erfahrung, der Reaktion und der Vermeidung" *(Agressie in het ziekenhuis – ethische aspecten van ondervinden, reageren en voorkomen)* von Martien Pijnenburg und Carlo Leget [58] verwiesen. Die Autoren führen an, dass Aggression im Krankenhaus immer häufiger auftritt und sie halten fest, dass über 80 % der beschäftigten Pflegekräfte selbst schon einmal psychische oder physische Gewalt erfahren mussten. Die Bewältigung von Aggression erfordert auch im Krankenhaus gezielte präventive Maßnahmen mit Regeln, die festlegen, wie reagiert werden muss und es müssen Richtlinien für die auffangende Betreuung und die Nachsorge bei den Opfern vorhanden sein. Das Buch enthält beides: allgemeine und grundlegende Betrachtungen sowie Beiträge zu den Maßnahmen und Richtlinien und zur Kasuistik.

6.   Schlussbemerkungen

6.1   Erfassung, Meldung, Dokumentation und Auswertung von Aggressionsereignissen

Die Erfassung von Aggressionsereignissen umfasst deren Dokumentation, Meldung sowie inhaltliche und statistische Auswertung. Dies ist notwendig, um Erkenntnisse über Häufigkeit, Art sowie zeitliche und örtliche Verteilung von Aggressions- und Gewaltereignissen zu erhalten sowie Führungskräfte darüber zu informieren. Hierbei kann zum Beispiel die von Henk Nijman [59] angepasste Einteilung der vom Personal festgestellten Aggressionsvorfälle, die *Staff Observation of Aggression Scale – Revised (SOAS-R)'*, gute Dienste leisten. Nach Ansicht der Autoren würde eine verbreitet eingesetzte SOAS-Registrierung ein wichtiges Hilfsmittel bei der Vermeidung der Eskalation von Vorfällen darstellen. Aus Untersuchungen hat sich ergeben, dass die Zahl der Aggressionsereignisse auf den Abteilungen stark rückläufig war, in denen das Personal die SOAS-Registrierung einsetzte. Für die schnelle Erfassung der Beobachtung der Zahl der Vorfälle kann die von Nico Oud entwickelte POPAS Gliederung (Perception of Prevalence of Aggression Scale) genutzt werden. Dieser Methode zur statischen Erfassung liegt eine EU-weite Untersuchung zur Validität und zur Zuverlässigkeit der POPAS Gliederung zugrunde [26].

6.2   Ausbildung und Schulung

Es hat sich erwiesen, dass die Beschäftigten im Pflegesektor ihre Kompetenz im Umgang mit Aggression, Gewalt und sexueller Belästigung, noch während der Grundausbildung [60], aber auch noch später durch Schulung [14] verbessern können. Auch Beschäftigte, die anfangs solchen Schulungen skeptisch gegenüberstanden, haben sich nach dem Absolvieren der Trainings im Allgemeinen sehr zufrieden geäußert. Das Selbstvertrauen wird nachhaltig gestärkt und man ist besser in der Lage, mit Aggressionssituationen umzugehen und man kann eventuelle Opfer besser auffangen, betreuen und begleiten. Dadurch können körperliche und psychische Schäden sowie Arbeitsausfälle in Grenzen gehalten oder sogar ganz vermieden werden. Die Untersuchung von Needham [14] hat gezeigt, dass es in Bezug auf schwere Vorfälle von Aggression und den Einsatz von Zwangsmaßnahmen und -mitteln statistisch signifikante Rückgänge gibt. Obwohl das Auftreten von Aggression, Gewalt und sexueller Belästigung eine Tatsache ist, gibt es in den Ausbildungen der Pflegekräfte (oder für andere Beschäftigte im Gesundheitswesen) im Regelfall keine entsprechende Schulung, um die zukünftig im Beruf Tätigen auf das Auftreten von Aggression, Gewalt und sexueller Belästigung seitens der Patienten, der Besucher und des Personals vorzubereiten. Untersuchungen haben gezeigt, dass die Pflegekräfte unter diesen Umständen oft individuell und situativ handeln. So hat jede Pflegekraft im Lauf der Jahre seine/ihre eigenen Methoden im Umgang mit der Aggression, der Gewalt und der sexuellen Belästigung entwickelt. Diese Praxis widerspricht aber diametral den Intentionen des Gesetzgebers. Die Arbeitsschutzgesetze (Niederlande: Arbo, Deutschland: – ArbSChG) verpflichten den Arbeitgeber bzgl. Arbeitssicherheit, Gesundheit und Wohlbefinden der Mitarbeiter zu informieren und zu schulen. Daher ist die gegenwärtige Situation nicht nur unbefriedigend, sondern auch rechtlich nicht haltbar. Zu einem guten betrieblichen Sicherheitsmanagement gehört ein gezieltes Schulungs- und Ausbildungsprogramm, das die beschriebenen Aspekte beinhaltet.

Untersuchungen haben belegt, dass auch bestimmte Arbeitsstile mehr oder weniger schnell zu Aggressionsereignissen führen. Ein gezieltes, gemeinsames Vorgehen eines Teams ist eher die Ausnahme und der Austausch von individuellen Erfahrungen (Super- und Intervision) findet viel zu selten statt. Neben verbesserten Methoden der Kommunikation (präventiv und gewaltfrei) muss insbesondere auch die körperlich-technische Seite bei (teamorientierten) Schulungen Berücksichtigung finden, um so auf eine körperlich adäquate Weise beim Umgang mit aggressivem Verhalten eingreifen und als echtes (Pflege-) Team handeln zu können. Die von Connecting entwickelte professionelle pflegerische Antwort auf Aggression und Gewalt kann hier als ein gutes Beispiel dienen. Ein abteilungsorientiertes Teamtraining ist offensichtlich am wirksamsten. Im Rahmen der Zusammenarbeit innerhalb der Europäischen Psychiatrischen Forschungsgruppe für Gewalt (*European Violence in Psychiatry Research Group – EViPRG)* ist Connecting bestrebt, diese Methoden zu einem internationalen (europäischen) Standard zu entwickeln, mit zugehörigen Anerkennungsnormen in Bezug auf den Inhalt, die Ausführung, die Vision und die Weiterbildung zum/zur Ausbilder/in.

6.3 Betriebliches Sicherheitsmanagement

Die Methode zur Bekämpfung der Aggressionsproblematik weist zwei grundlegende Ansatzpunkte auf: Ein Bündel von präventiven Maßnahmen, das die Sicherheit der Beschäftigten verbessern soll, die Sicherheitspolitik; und ein kurativer, pflegerischer und medizinisch-pyschiatrischer Aspekt bei der Linderung der Folgen von Aggression und Gewalt bei den Opfern, die Politik des aktiven Auffangens und der Nachsorge. Eine gut funktionierende Nachsorge kann (langfristige) Arbeitsunfähigkeit vermeiden helfen. Die verantwortlichen Leitungskräfte spielen hierbei eine zentrale Rolle. Es muss beurteilt werden, ob ein Verarbeitungsprozess normal verläuft und welche zeitnahe Begleitung und Nachsorge erforderlich sind. Das erste Auffangen und die Nachsorge durch Kollegen und Kolleginnen nach einem Vorfall sind für die erfolgreiche anschließende Verarbeitung von größter Bedeutung.

Der Staat verpflichtet den Arbeitgeber nicht nur zu ausreichenden präventiven Maßnahmen gegen Aggression, Gewalt und sexuelle Belästigung, sondern er muss auch für ein funktionierendes Auffangen und eine gute Nachsorge der Beschäftigten sorgen, die Opfer eines Vorfalls wurden. Der Arbeitgeber hat entsprechend klare materielle, bautechnische und organisatorische Maßnahmen zu treffen und für die Entwicklung und die Umsetzung einer allgemeinen und umfassenden Sicherheitspolitik zu sorgen.

Literaturhinweise

1 Ploeg, J.D. van der (1995). Geweld op school. Tijdschrift voor orthope-dagogiek 34: 357–368
2 Europees Agentschap voor veiligheid en gezondheid op het werk (2003). Preventie van agressie tegen school- en onderwijspersoneel, FACTS 47. Quelle: http://agency.osha.eu.int/publications/factsheets
3 ILO, ICN, WHO & PSI (2002). Framework guidelines for addressing workplace violence in the health sector. Geneva, International Labour Office
4 Oud, N.E. (1991). Omgaan met agressie, het kan ook anders. NMV-visie 13 (9): 4–5
   Oud, N.E. (1991). Verpleegkundigen en agressie – Doktorarbeit, Medizinische Fakultät, Rijksuniversiteit Limburg
   GIGV (1992). Agressie in algemene psychiatrische ziekenhuizen (Varia-reeks nr. 2, augustus 1992)
5 International Council of Nurses (ICN) (1999). Guidelines on coping with violence in the workplace. Geneva: ICN
6 Ministerie van Sociale Zaken en Werkgelegenheid (1994). Seksuele intimidatie, agressie en geweld in de arbeidsomstandighedenwet (Publ. P 195). Den Haag: SDU Servicecentrum Uitgeverijen
7 Bos, M. (2000). Verpleegkunde Praktijk: Seksuele intimidatie in de zorg. Houten: Bohn Stafleu Van Loghum
8 North Eastern Health Board Committee on Workplace Violence (2004). Study of work-related violence.
9 Randstad Persbericht – Pressemitteilung (2004). Verplegend personeel grote trouw aan vak, maar er zijn grenzen. Diemen: Randstad, 21 october 2004
10 CNV Publieke Zaak: angst onder verpleegkundigen schokkend. Quelle: CNV Publieke Zaak 12-5-2004
11 Sectorfondsen Zorg en Welzijn (2004). Praktijkgids agressie en onveiligheid (nr 7) – Beleid ontwikkelen en veranderen. Utrecht: Sectorfondsen Zorg en Welzijn

12 Osselaer-Schouterden, H.C.D.E. van (1990). Burnout: een specifiek bero-epsrisico in de gezondheidszorg. Het Ziekenhuis 20: 854–857

13 Europees Agentschap voor veiligheid en gezondheid op het werk (2002). Geweld (agressie) op de werkplek, FACTS 24. Quelle: http://agency.osha.eu.int/publications/factsheets

14 Needham, I. (2004). A nursing intervention to handle patient aggression – the effectiveness of a training course in the management of aggression. Doktorarbeit an der Universität Maastricht, Niederlande

15 National Institute for Clinical Excellence (NICE) (2005). Violence – the short-term management of disturbed/violent behaviour in inpatient psychiatric settings and emergency departments. London: NICE

16 Engelen, Y.M. van & H.W. Fleury (2000). ‚Zonder slag of stoot' – Agressiehantering en het afstemmen van methoden en technieken op leeftijd en aard van kinderen in Kinder- en Jeugdinstellingen. Amsterdam: Connecting, Maatschap voor Consult & Training

17 Schuur, G. (2005). Omgaan met agressie. Houten: Bohn Stafleu Van Loghum

18 Broers, E. & J. de Lange (1996). Agressie in de psychiatrie – agressie tussen patiënten en verpleegkundigen op gesloten afdelingen. Utrecht: NcGv (NcGv reks 96-7)

19 Oud, N.E. (1993). Een professioneel antwoord op agressie en geweld. Bijlage van Verpleegkunde Nieuws, 25 maart 1993

20 Defares , P.B. & J.D. van der Ploeg (1991). Agressie – determinanten, signalering en interventie. Assen: Van Gorcum

21 DeRidder, R. (1991). Opvattingen over agressie in psychologische tehorieen en onderzoek: een sociaal-psychologische evaluatie en een alternatief model. In: Defares , P.B. & J.D. van der Ploeg (1991). Agressie – determinanten, signalering en interventie. Assen: Van Gorcum

22 Fleury, H.W. (1993). Omgaan of ‚om' gaan? Scriptie in het kader van de opleiding MGZ/GGZ aan de Hogeschool van Amsterdam.

23 Oud, N.E. (1997). Agressie tegen verpleegkundigen. In: Handboek Verpleegkundig Consult, uitgave mei 1997. Houten: Bohn Stafleu Van Loghum

24 Schulz von Thun, F. (2003). Miteinander reden 1 – Störungen und Klärungen. Reinbek: Rowolt Taschenbuch Verlag GmbH

25 Werf, B. van der, A. Goedhart & S. Huiberts (1998). Signaleringsplannen – naar minder agressie en dwang in de psychiatrie. Lisse: Swets &* Zeitlinger

26 Oud, N.E. (2000). The development of the Perception of Prevalence of Aggression Scale (POPAS). Presentatie tijdens een bijeenkomst van de European Violence in Psychiatry Research Group (EVIPRG) in Aarhus, Dänemark
Nijman, H., L. Bowers, N.E. Oud & G. Jansen (2005). Psychiatric nurses' experiences with inpatient aggression. Aggressive Behavior, volume 31-(3): 217–227

27 Lange, J. de & J. van Weeghel (1990). Onderzoeksvoorstel agressie tussen psychiatrisch patiënten en verpleegkundigen. Utrecht: NcGv

28 Broers, E. & J. de Lange (2002). Agressie. In: Achterberg, Th. Van, A.M. Eliens & N.C.M. Strijbol (red). Effectief Verplegen – handboek ter onderbouwing van het verpleegkundig handelen. Dwingeloo: Kavanah

29 Oud, N.E. (2001). Toepassing classificaties: agressie. In: Kastermans, M., N.E. Oud & W. Goossen (red). Handboek Verpleegkundige Diagnostiek, Interventies en Resultaten. Uitgave april 2001. Houten: Bohn Stafleu Van Loghum

30 Lorenz, K. (1966). On aggression. New York: MJF Books

31 Bandura, A. (1973). Aggression: a social learning analysis. Englewood Cliffs, NJ: Prentice-Hall

32 Pieters, G. & P. Gerits (2000). De gedragstherapeutische behandeling van agressief gedrag. In: Tuinier, S., W.M.A. Verhoeven & P.J.A. van Panhuis (red). Behandelingsstrategieën bij agressieve gedragsstoornissen. Houten: Bohn Stafleu van Loghum

33 Richter, D. (1999). Patientenübergriffe auf Mitarbeiter psychiatrischer Kliniken – Häufigkeit, Folgen und Präventionsmöglichkeiten. Freiburg im Breisgau: Lambertus-Verlag

34 Kidd, B. & C. Stark (eds)(1995). Management of Violence and Aggression in Health Care. London: Gaskell

35 Fleury, H.W. (2000). Agressie(f) in gestaltperspectief: in afstand nabij. Scriptie ter afsluiting van de Gestalttherapie opleiding van de Nederlandse Stichting Gestalt te Amsterdam

36 Mandemaker, T., M.H. van Eijk & A. Klomps (1994). Agressie en geweld van publiek tegen werknemers. Den Haag: VUGA Uitgeverij BV

37 Huber, J., R.H.P. van Beest, P. van Soomeren & C.H.D. Steinmetz (1996). Agressie en schokkende gebeurtenissen in de GGZ, een beleidsmatige aanpak vanuit ARBO-perspectief. Houten: Bohn Stafleu Van Loghum

38 Blair, D.T. (1991). Assaultive behavior – does provocation begin in the front office? Journal of Psychosocial Nursing and Mental Health Services, 29 (5): 21–26

39 Gordon, M. (1995). Verpleegkundige diagnostiek: process en toepassing. Utrecht: Uitgeverij Lemma BV

40 Jones, D. (1995). Prediction of dangerousness. In: Kidd, B. & C. Stark (eds) (1995). Management of Violence and Aggression in Health Care. London: Gaskell

41 Coid, J. (1995). Interviewing the aggressive patient. In: Kidd, B. & C. Stark (eds) (1995). Management of Violence and Aggression in Health Care. London: Gaskell

42 Webster, C.D., K.S. Douglas, D. Eaves & S.D. Hart (1997). HCR-20, assessing risk for violence – version 2. Mental Health, Law and Policy Institute, Simon Fraser University, Burnaby, British Columbia, Canada

43 Abderhalden, C., I. Needham, B. Miserez, R. Almvik, T. Dassen, H.J. Haug & J.E. Fischer (2004). Predicting inpatient violence in acute psychiatric wards using the Brøset Violence Checklist: A multicentre prospective cohort study. Journal of Psychiatric and Mental Health Nursing, 2004, (11): 422–427

44 Steinert, T. (1995). Aggression bei psychisch Kranken. Stuttgart: Enke

45 Needham, I., C. Abderhalden, R. Meer, T. Dassen, H.J. Haug, R.J.G. Halfens & J.E. Fischer (2004). The effectiveness of two interventions in the management of patient violence in acute mental inpatient settings: report on a pilot study. Journal of Psychiatric and Mental Health Nursing, 2004, (11): 595–601

46 McFarland, G.K., & M.D. Thomas (eds)(1991). Psychiatric Mental Health Nursing: application of the nursing process. Philadelphia: Lippincott

47 Tuinier, S., W.M.A. Verhoeven & P.J.A. van Panhuis (red). Behandelingsstrategieën bij agressieve gedragsstoornissen. Houten: Bohn Stafleu van Loghum

48 Nederlands WHO-FIC Collaborating Centre (2002). ICF – Internationale Classificatie van het menselijk functioneren. Houten: Bohn Stafleu Van Loghum Für Deutschland: ICF – Internationale Klassifikation der Funktionsfähigkeit, Behinderung und Gesundheit; Download: http://www.dimdi.de/static/de/klassi/icf/index.htm

49 NANDA (2003). NANDA verpleegkundige diagnoses – definities en classificatie 2003 – 2004. Houten: Bohn Stafleu Van Loghum

50 Moorhead, S., M. Johnson & M. Maas (2004). Iowa Outcomes Project – Nursing Outcomes Classification (NOC). St. Louis: Mosby

51 McCloskey Dochterman, J. & G.M. Bulechek (eds)(2004). Nursing Interventions Classification (NIC). St. Louis: Mosby

52 Goldstein, A.P., R. Nensen, B. Daleflod & M. Kalt (eds)(2004). New perspectives on aggression replacement training – practice, research, and application. Chichester: John Wiley & Sons, Ltd

53 Gemert, G.H. van (1991). Agressie bij ernstig gedragsgestoorde geestelijk gehandicapten. In: Defares , P.B. & J.D. van der Ploeg (1991). Agressie – determinanten, signalering en interventie. Assen: Van Gorcum

54 Weg, F. (1993). Omgaan met probleemgedrag van verstandelijk gehandicapten. Baarn: H. Nelissen

55 Kars, H (red)(1995). Ernstig probleemgedrag bij zwakzinnige mensen – een systematische benadering van ernstig probleemgedrag in de zwakzinnigenzorg. Houten: Bohn Stafleu Van Loghum

56 Verpleegkundig Perspectief 2000, themanummer over „Geriatrische zorg in perspectief". Houten: Bohn Stafleu Van Loghum, 16e jaargang, oktober 2000

57 Hiss, B., F. Rufer, U. Ruthemann, R. Schmitt, H. Schneider, B. Schüpbach & I. Wattendorf (2000). Fallgeschichten Gewalt – Anfänge erkennen – Alternativen entwickeln. Hannover: Vincentz Verlag

58 Pijnenburg, M. & C. Leget (red)(2005). Agressie in het ziekenhuis – ethische aspecten van ondervinden, reageren en voorkomen. Budel: uitgeverij DAMON

59 Nijman, H. (1999). Aggressive behaviour psychiatric inpatients, measurement, prevalence, and determinants. Doktorarbeit an der Universität Maastricht, Niederlande

60 Nau, J., Dassen, T., Needham, I., & Halfens, R. (2009). The Development and Testing of a Training Course in Aggression for Nursing Students: A Pre- and Post Test Study. Nurse Education Today, 29(2), 196–207.

61 Webster, Martin, Brink, Nicholls, & Middleton, (2004). Short-Term Assessment of Risk and Treatability – START.
http://www.bcmhas.ca/Research/Research_START.htm

Literaturempfehlungen

Bos, M. (2000). Verpleegkunde Praktijk: Seksuele intimidatie in de zorg. Houten: Bohn Stafleu Van Loghum.

Breakwell, G. M. (1998). Aggression bewältigen. Bern, Verlag Hans Huber.

Buijssen, H. (1999). Wenn der Beruf zum Alptraum wird. Sonderausgabe. Traumatische Erfahrungen in der Krankenpflege. Beltz Verlag, Weinheim.

Dutschmann, A. (2000). Aggression und Konflikt unter emotionaler Erregung: Deeskalation und Problemlösung. Manual zum Typ B. Das Aggressions-Bewältigungs-Programm ABPro. Tübingen, DGVT Verlag.

Grieß, C. (2007). Gewalt in der Pflege von Angehörigen – Ursachen und Möglichkeiten der Prävention und Intervention. Saarbrücken, VDM Verlag Dr. Müller.

Ketelsen, R. Schulz, M. Zechert, C. (2004). Seelische Krise und Aggressivität. Bonn, Psychiatrie-Verlag.

Kidd, B. & C. Stark (eds)(1995). Management of violence and aggression in health care. London: Gaskell.

Myers, W. (2006). Die Grundlagen der Gewaltfreien Kommunikation … wie ich sie verstehe und anwende. Paderborn, Junfermann Verlag.

Nau, J., Dassen, T., Needham, I., & Halfens, R. (2009). The Development and Testing of a Training Course in Aggression for Nursing Students: A Pre- and Post Test Study. Nurse Education Today, 29(2), 196–207.

Nolting, H-P. (2008). Lernfall Aggression – wie sie entsteht – wie sie zu vermindern ist. Reinbek bei Hamburg, Rowohlt Taschenbuch Verlag

Pijnenburg, M. & C. Leget (red)(2005). Agressie in het ziekenhuis – ethische aspecten van ondervinden, reageren en voorkomen. Budel: DAMON.

Richter, D. (1999). Patientenübergriffe auf Mitarbeiter psychiatrischer Kliniken. Freiburg im Breisgau, Lambertus Verlag.

Richter, D. (2007). Patientenübergriffe – Psychische Folgen für Mitarbeiter: Theorie, Empirie, Prävention Psychiatrie-Verlag, Bonn.

Richter, D. Whittington, R. (2006) Violence in Mental Health Settings: Causes, Consequences, Management Springer Verlag, Berlin

Rosenberg, M.B. (2003). Gewaltfreie Kommunikation – Aufrichtig und einfühlsam miteinander sprechen. Paderborn, Junfermann Verlag.

Sauter, D. & D. Richter (1998). Gewalt in der psychiatrischen Pflege. Bern, Huber Verlag.

Schuur, G. (2005). Omgaan met agressie. Houten: Bohn Stafleu Van Loghum.

Turnbull, J. & B. Paterson (eds)(1999). Aggression and Violence – Approaches to effective management. London: MacMillan Press Ltd.

Werf, B. van der, A. Goedhart & s. Huiberts (1998). Signaleringsplannen – naar minder agressie en dwang in de psychiatrie. Lisse: Swets & Zeitlinger.

Tagungsbände von Zwei Kongressen zu Gewalt am Arbeitsplatz im Gesundheitswesen mit Zusammenfassungen von Vorträgen und Studien können downgeloaded werden unter:
http://www.oudconsultancy.nl/oudconsultancy-d.html

Die Autoren

Nico E. Oud, Krankenpfleger und Pflegewissenschaftler (MSc). Leiter von ‚Oud Consultancy' und Berater/Trainer/Dozent in der Gesellschaft für Beratung und Training ‚Connecting' in Amsterdam, Niederlande

Gernot Walter, Fachkrankenpfleger für Psychiatrie und Diplompflegewirt (FH), Pflegerische Abteilungsleitung, Klinik für Psychiatrie & Psychotherapie, Klinikum Hanau GmbH

Wissensprüfung

Fragen/Aufgaben   Lösung im Anschluss

Frage/Aufgabe	Antwort/Lösung
1. Welche möglichen Formen von Aggression lassen sich bei Fallbeispiel 1 erkennen?	
2. Welche möglichen Formen der Aggression lassen sich bei Fallbeispiel 2 erkennen?	
3. Welches waren seither die gängigen Aggressionstheorien oder Erklärungsmodelle für aggressives Verhalten?	
4. Was sind die Grenzen dieser Theorien bzw. Modelle?	
5. Benennen (Erläutern?) Sie die wesentlichen Aussagen eines Interaktionsmodells?	
6. Benennen Sie bitte die 9 Aggressions-Phasen (7 Phasen + 2 x 0-Phase)	
7. Welche Bewertungsskala zur Beobachtung kann zur Einschätzung des Aggressionsrisikos innerhalb der nächsten 24 Stunden verwendet werden?	
8. Benennen Sie die einzelnen NANDA Diagnosen in Bezug auf Aggression	

9. Benennen Sie die NIC-Interventionen bei Aggression	
10. Benennen Sie einige NOC-Ergebnisse bei Aggression	
11. Welche Faktoren (Ebenen) spielen in der Kommunikation eine Rolle bei der Klärung und der Verdeutlichung der gegenseitigen Rollen (Pflegekraft und Patient) und wie kann kommunikativ Eindeutigkeit erzielt werden?	
12. Passen die Interventionen Konfrontation und Deeskalation zusammen?	
13. Was ist das Entscheidende bei den ‚Konzepten zum Wahrnehmen und Erkennen'?	
14. Was ist das Entscheidende der Win-Win-Strategie bei der Konfliktbewältigung?	
15. Was bedeutet die Abkürzung ICF?	
16. Was bedeutet die Abkürzung SOAS-R?	

Wissensprüfung

Fragen/Aufgaben mit Lösungen

Frage/Aufgabe	Antwort/Lösung
1. Welche möglichen Formen von Aggression lassen sich bei Fallbeispiel 1 erkennen?	• verbal aggressives Verhalten • drohende verbale Aggression • provozierendes aggressives Verhalten • leichte Formen physischer Gewalt
2. Welche möglichen Formen der Aggression lassen sich bei Fallbeispiel 2 erkennen?	• verbal aggressives Verhalten • drohende verbale Aggression • drohende physische Aggression • Suizidversuch
3. Welches waren seither die gängigen Aggressionstheorien oder Erklärungsmodelle für aggressives Verhalten?	• Trieb- oder Instinkttheorie • Modell Frustrationsaggression • Lerntheoretisches Modell • Biologischer Ansatz
4. Was sind die Grenzen dieser Theorien bzw. Modelle?	• Für die häufigsten Erklärungsmodelle gilt, dass sie, jede für sich, Aggression als ein individuelles Problem sehen.
5. Erläutern Sie die wesentlichen Aussagen eines Interaktionsmodells?	• Bei Interaktionsmodellen (z.B. Attributionstheorie) geht man davon aus, dass die Verhaltensweisen der beteiligten Personen vom Gegenüber jeweils wahrgenommen und bewertet (attribuiert) werden, d.h. mit Bedeutungszuschreibungen versehen werden und daraus eine eigne Reaktion (Verhalten) abgeleitet wird.

	• Dies ist ein Wechselseitiger (rück-bezüglicher) Prozess) • Entsprechen wahrgenommene Verhaltensweisen und deren Zuschreibungen nicht den (still-schweigenden) Verhaltenserwar-tungen (impliziter Vertrag), so können diese als Kränkungen, Entwertungen, aggressives Verhal-ten interpretiert werden und eige-nes aggressives Verhalten hervor-rufen/rechtfertigen • Findet in solchen Situationen keine (Bedeutungs- und) Verhal-tensklärung statt, kann dies zur Eskalation wechselseitig aggressi-ven Verhaltens führen.
6. Benennen Sie bitte die 9 Aggressions-Phasen (7 Phasen + 2 x 0-Phase)	• Relativ normale Phase • Auslösephase • Erste Übergangsphase • Krisenphase • Destruktive Phase • Wiederherstellungs- oder Abküh-lunsphase • Zweite Übergangsphase • Auflösungsphase • Relativ normale Phase
7. Welche Bewertungsskala zur Beobachtung kann zur Ein-schätzung des Aggressionsrisi-kos innerhalb der nächsten 24 Stunden verwendet werden?	• Die Brøset Violence Checklist (BVC) • Die Brøset Gewalt Checkliste (BVC-CH)

8. Benennen Sie die einzelnen NANDA Diagnosen in Bezug auf Aggression	• Gefahr der Gewalttätigkeit: gegen andere gerichtet • Gefahr der Gewalttätigkeit: gegen die eigene Person gerichtet • Suizidgefahr • Gefahr von selbstverletzendem Verhalten • Vergewaltigungssyndrom • Gefahr eines posttraumatischen Stresssyndroms • Posttraumatisches Stresssyndrom
9. Benennen Sie die NIC-Interventionen bei Aggression	• Siehe Abschnitt: 4.4.2
10. Benennen Sie einige NOC-Ergebnisse bei Aggression	• Siehe Abschnitt: 4.3.
11. Welche Faktoren (Ebenen) spielen in der Kommunikation eine Rolle bei der Klärung und der Verdeutlichung der gegenseitigen Rollen (Pflegekraft und Patient) und wie kann kommunikativ Eindeutigkeit erzielt werden?	• 1. Sachebene • 2. Selbstoffenbarungsebene • 3. Beziehungsebene • 4. Appellebene • Deutlichkeit und Eindeutigkeit können kommunikativ durch den gegenseitigen Austausch von objektiven Wahrnehmungen, subjektiven Gefühlen, Gedanken, Erwartungen und Wünschen erzielt werden.
12. Passen die Interventionen Konfrontation und Deeskalation zusammen?	• nein
13. Was ist das Entscheidende bei den ‚Konzepten zum Wahrnehmen und Erkennen‘?	• Das gemeinsame Erstellen/Entwickeln eines ‚Plans‘ mit dem Patienten.

14. Was ist das Entscheidende der Win-Win-Strategie bei der Konfliktbewältigung?	• Ein wahrnehmbarer und deutlich sichtbarer Stil des gegenseitigen Umgangs, bei dem die beiden beteiligten Parteien eine führende Rolle übernehmen. Hier ist ein sozial integrativer Stil des menschlichen Umgangs und der Zusammenarbeit mit dem Patienten erforderlich, bei dem der Patient als Patient und als Partner ernst genommen wird, der in seinem Sein und in seiner eigenen Entwicklung als autonomer Mensch in dieser Welt aktiv unterstützt wird.
15. Was bedeutet die Abkürzung ICF?	• Internationale Klassifikation der Funktionsfähigkeit, Behinderung und Gesundheit
16. Was bedeutet die Abkürzung SOAS-R?	• Staff Observation Aggression Scale – Revised • (Aggressionsskala für Beobachtungen durch das Personal – Überarbeitete Version)